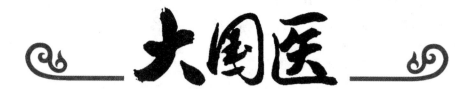

大国医

四季五脏之养，千年经方为基

四季五脏

小经方

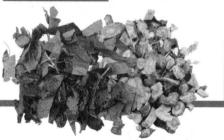

孙奇　卢芳　李保平　卢天蛟◎著

吉林科学技术出版社

图书在版编目（CIP）数据

大国医：四季五脏小经方 / 孙奇等著. -- 长春：吉林科学技术出版社，2020.11

ISBN 978-7-5578-5228-3

Ⅰ．①大… Ⅱ．①孙… Ⅲ．①养生(中医)一经方 Ⅳ．①R289.2

中国版本图书馆CIP数据核字(2018)第252464号

大国医：四季五脏小经方
DAGUOYI：SIJI WUZANG XIAOJINGFANG

著　　者	孙　奇　卢　芳　李保平　卢天蛟
出 版 人	宛　霞
责任编辑	宿迪超
书籍装帧	长春美印图文设计有限公司
封面设计	长春美印图文设计有限公司
幅面尺寸	170 mm×240 mm
开　　本	16
印　　张	15
页　　数	240
字　　数	180千字
印　　数	1—7 000
版　　次	2021年1月第1版
印　　次	2021年1月第1次印刷

出　　版	吉林科学技术出版社
发　　行	吉林科学技术出版社
地　　址	吉林省长春市福祉大路5788号
邮　　编	130118
发行部电话/传真	0431-81629529　81629530　81629531
	81629532　81629533　81629534
储运部电话	0431-84612872
编辑部电话	0431-81629517
印　　刷	吉林省创美堂印刷有限公司

书号　ISBN 978-7-5578-5228-3
定价　45.00元

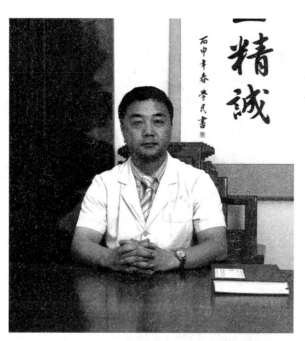

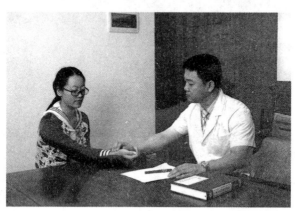

孙奇，副主任医师，医学硕士，黑龙江省首批青年名中医，国医大师学术继承人，撰写学术著作6部，获省、市医学奖励10余项，擅长诊治内科、妇科疑难病及传播养生学文化。

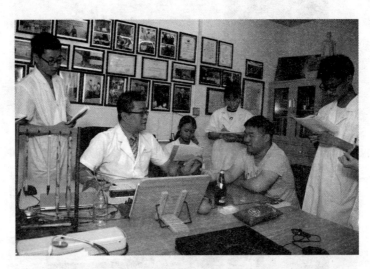

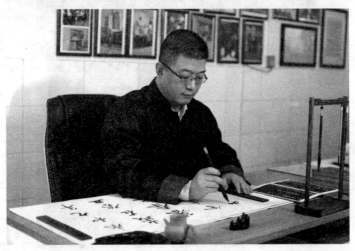

　　李保平，教授，广州明医堂门诊创始人，医学古籍文献学者，致力于中医肿瘤、疑难病、养生学研究，对汉唐经方钻研颇深。出版医学著作3部，在国内外发表论文30余篇。

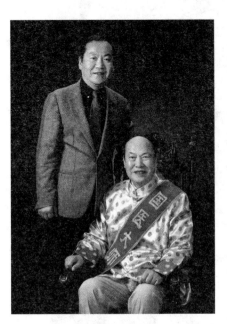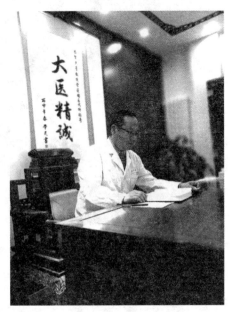

　　卢天蛟，教授，主任医师，医学博士，黑龙江省名中医，国医大师学术继承人，哈尔滨卢医堂创办人，省级干部医疗专家组成员。撰写学术著作5部，发表学术论文10余篇，多项科研成果获奖。

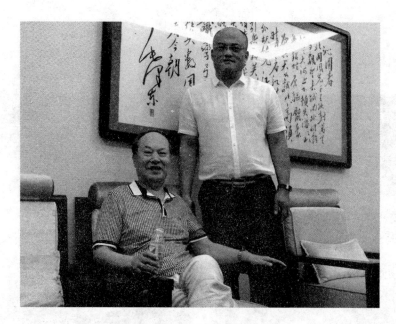

吉林省著名中医专家李铁祥教授
与国医大师卢芳进行学术交流之余欣然合影

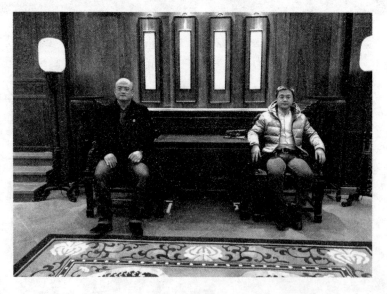

李铁祥教授与同门师弟孙奇教授合影

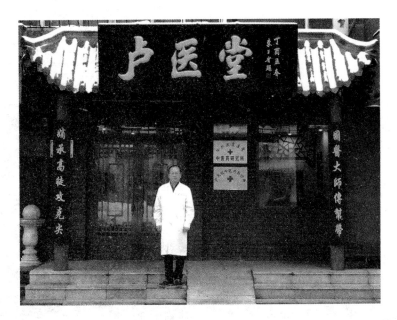

卢天蛟教授在哈尔滨市创办卢医堂

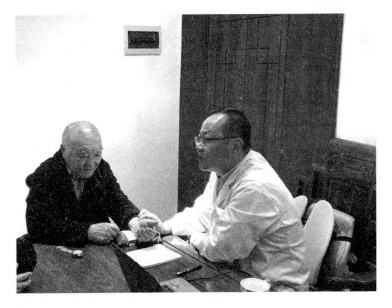

卢天蛟教授为病患诊疗

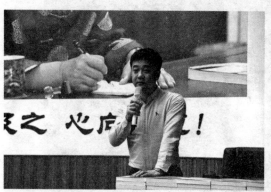
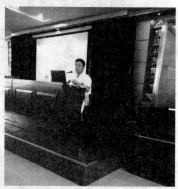
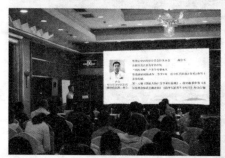
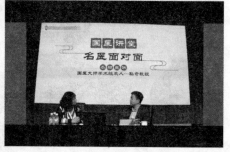

孙奇教授受邀在国内举办学术讲座，弘扬祖国医学

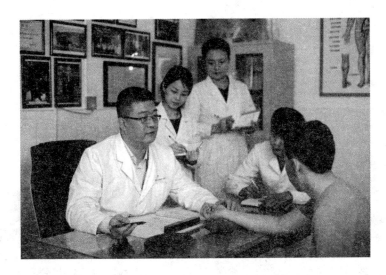

薪火相传——李保平教授带教徒弟

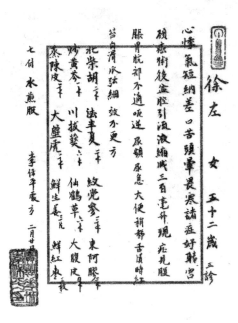

李保平教授处方墨宝

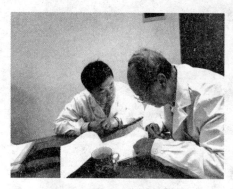
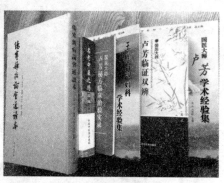

孙奇教授与恩师卢芳教授讨论书稿　　　　孙奇教授撰写的部分学术著作

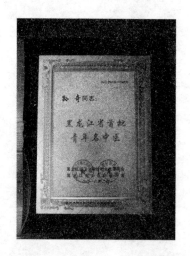
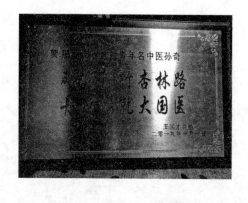

2018年经省卫计委（现卫健委）遴选，孙奇教授荣膺黑龙江省首批青年名中医

序言

Preface

中华医学源远流长，打开史书，历史上那些国医圣手药到病除的神奇医术，在大众眼中俨然就是神仙在世。虽然现在西医技术日新月异，但是中医的"天人合一"思想，以及四季五脏养生之道，依然深受现代人的喜爱。

古语有云："上医治未病，中医治欲病，下医治已病。"

上医治未病，是说没有病的时候要根据自身体质，时时调养，避免疾病的发生，也就是常说的养生。中医治欲病，是说一个人现在有了小问题，下一步可能就会发展成其他的病了，此时加以干预，使它不再进一步发展，或者能自我保健使之痊愈。下医治已病，则是现在人们所说的医疗。简而言之，人们通常理解"上医"属于养生修炼之学，"中医"属于保健医学或者是预防医学，而"下医"才是大家所理解的医学。

就个人而言，我始终认为，身为医生，与其在下游打捞落水者，不如到上游筑坝修堤，更能实实在在地帮助更多的人。

现今的肿瘤科人满为患，大量病人渴望被救治，而专家的门诊诊治号更是一号难求。然而，身为一线中医肿瘤科临床医生，我每天看着大量的病人，无外乎是平素不注重生活、饮食习惯，或是经年累月的精神紧张，或是为了事业而忽略了自己和家人的健康，或是身体有小问题而没有及时调理，最终酿成了大病。我从事中医学研究和临床二十余年，每天都会接触大量的病人。然而，病人不仅没有减少，反而越来越多了。作为一名医生，其实我是一点成就感都没有的。

所以，从初入医林之时，我就开始思索一个问题，由于人是一个有机的整体，那么人到底要如何自我修炼，才能使五脏平和、经络畅通、健康长寿、颐养天年呢？生活在现代社会的我们，每天都需要承受巨大的生活压力和工作压力，那么一年四季又当如何养生呢？有几个问题，在这里谈一下我的看法。

一、何谓养生

《黄帝内经》中开篇即说："昔在黄帝，生而神灵，弱而能言，幼而徇齐，长而敦敏，成而登天。"从表面上看，这是说黄帝跟我们普通大众不同，一生中每个阶段都远远超过常人，刚生下来就有神的灵性，在襁褓中就能够说话，成长得非常迅速，长大后非常敦实、敏捷，成人后就登上了天子之位。其实，这不仅仅是说黄帝，也是在说我们每一个人都是"生而神灵，弱而能言，幼而徇齐"。也就是告诉我们都要沿着圣人的足迹前行，沿着黄帝的路去追求养生之道。

养生，是动词，亦可为名词解释。原意是指通过各种方法颐养生命、增强体质、预防疾病，从而延年益寿。养，即调养、保养、补养之意。生，即生命、生存、健康生长之意。现代意义的"养生"，指的是根据人的生命规律而主动进行物质与精神的身心养护等活动。

这里分几个层次：

保养，是指遵循生命的法则，通过适度的运动，加之外在健康护理等手段，让身体功能及外在皮肤层面得以休养生息，恢复应有的机能，这是养生的第一个层面。

涵养，是指视野开阔、心胸豁达、广闻博见，通过对自身道德和素质的修炼和提升，让身心都能得到静养，从而达到身心合一的目的。

滋养，是指通过专业的养生知识，遵循宇宙四时之运行规律，调配适宜的中药膏方及养生食疗，以调养五脏六腑，达到上医治未病而延年益寿的目的。

实质上，养生也就是保养五脏，使人类得以健康长寿的意思。

二、四季五脏养生法

我们首先要向一年四季学习，春生、夏长、秋收、冬藏，这是四季的特点，在很早以前就已经被古人发现了。民以食为天，出于春天播种、秋天收获等活动的需要，辛勤的百姓摸索出了农业生产的季节性规律，即春生、夏长、秋收、冬藏。其实，一年四季相当于大自然生命的节奏。天地在变化，人也要跟着天地变化，因此人类的生活习惯要与四季同频。一年四季的变化，其实就是阴阳之气消长平衡的变化。

阳气就是能量，如同热能。冬至以后的天气为什么逐渐变温热？夏至以后的天气为什么逐渐变寒凉？因为寒热是伴随阳气消长的表象，阳气被大地释放了，天气就会变热；阳气被大地收藏了，天气就会变冷。一年四季，天地变化以15天为一个单位，也就是一个节气，人同样也要有一个同步的变化。

为什么有些人小病不断，大病不犯；有些人却是一直健康，一得病就是大病？其实这与自身免疫系统的灵敏度息息相关。

国外曾经有这样一则报道：一个孩子，从生下来便感受不到任何痛觉，因此他的身上一直都是伤痕累累的。因为不知道疼痛，所以没办法躲避危险，因为没有疼痛的提醒，阑尾炎已经引发腹膜炎了，他的身体还是侦测不到病情的恶化，最终这个孩子死于阑尾穿孔感染。

俗话说"小病不断，大病不见"，就是这个道理。身体的各种感觉，比如疼痛、酸麻和肿胀等；身体的各种表象，例如口气、肤色、头发和指甲等；还有生活习惯等，都透露着身体的各种讯息。

有的人健康识别系统十分敏感，稍有一些风吹草动，身体就会做出反应。这些常年小病不断的人，通常不会有大病。而有的人就会比较迟钝，健康警报器处于半瘫痪状态，经常是身体已经有了疾病还无法做出正确反应。这些人一旦发病，往往都是大病，例如肿瘤晚期。

有些平常看似十分健康的人，通常会在病来如山倒时，一发而不可收。因此，平时看似健康的人，也应该提高警惕。要知道全球真正健康的人不足5%，而95%的人，都是处于亚健康或疾病状态之中。

现在许多人，平时滥用抗生素，会严重破坏自身的免疫力。有些小毛病可以让身体自己去调节，这是有利于增强免疫力的，但要把握好自愈的时间窗口。以感冒为例，正常来说七天可以自愈，如果有炎症且越来越严重，那么一定要马上就医。

如今，现代医学的各种指标，都已经明确反馈了已病的讯息。但这些讯息也只能表达机体讯息的一小部分，还有很多不能被仪器探明的部分，就要靠人体自我的健康识别系统应激识别了。

有的人发现自己的指甲起棱，这本是一件小事。但要知道指甲为筋之余，而"肝主筋，其华在爪"，这个看似不起眼的现象，其实反映了肝脏损伤的隐患。

除了手指甲，身体的其他部分也都能透露出内在的讯息。以嘴唇为例：正常人的嘴唇红润，干湿适度，润滑而有光泽。如果嘴唇很红或者紫暗，加上平常脾气暴躁，两肋胀痛，饮食也不好，那么就有可能是肝火旺盛；如果嘴唇发黄，那么要检查一下是否是肝炎，或者是肝功能异常；如果唇色火红，觉得像在发热，那么说明心火旺盛，要小心呼吸道的炎症；如果唇色暗黑没有光泽，平时经常便秘或有胃肠道的症状，那么一定要调理一下胃肠道；嘴唇发白一般为贫血；嘴唇黄，眼圈水肿，则很有可能是脾脏功能虚弱。

看面色也是这个道理，身体的小毛病和面部气色的改变，往往是脏腑病变的预警讯号。

总之，身体平时会给我们很多有用的讯息。建议大家多照镜子观察自己面部的气色，结合自己平时的生活习惯，提前做出适合自己的健康维护计划。

三、人生四季之养生

人体的阶段养生也是人生四季的体现。中年和老年是生命周期的最大单位。春夏时节的生长发育，是为了健康成长；秋冬时节的收藏积蓄，是为了延年益寿。

年轻时着凉会成为慢性病的病根，年迈时可能会成为病邪入侵的契机。人生四季最重要的就是"收放自如"，该生时生，该藏时藏。

小孩子从出生到青春期，处在不断地生长发育之中。其生理特点是生机蓬勃、发育迅速，好比旭日初升、生意盎然，如春季般欣欣向荣。由于小孩子生机旺盛，发育迅速，所需的营养物质也比较多。因此偏食、厌食的孩子容易营养不良。小孩子属稚阴稚阳之体，不耐寒热，抵抗力较差，加上不能自行调控冷暖，乳食不知自节，因此易被一些小病侵犯。

脾胃为后天之本，运化营养物质，生化气血。小孩子的肠胃功能尚未健全，而生长发育所需的营养却比成人更多，因此容易被饮食所伤，出现积食、呕吐、泄泻等脾胃病。不过，纯阳之体，脏气清灵，病因通常比较单纯，又少于七情所扰，因此小孩子易感寒邪，但也易于康复。得病容易，康复也快。只要方法对症，治疗起来也相对简单。

"年轻，就是资本，没有什么不可以。"这句话我常常从许多年轻人口里听到。的确，二十多岁的年轻人，身强力壮，活力旺盛，身体的脏腑器官都处于巅峰状态，正当人生的夏季。不过，年轻时真的可以无所顾忌吗？其实不然。用现代年轻人的话说："出来混的，早晚还是要还的。"四季养生，其实要从年轻时就开始抓起。

我遇到过许多病人，都是由于年轻时饮食不节，过食寒凉乃至膏粱厚味，而埋下了许多病根。

有一位女士，年轻时加班累了就趴在办公桌上休息，直到一两个小时以后感到颈部麻木而醒来，起初也没有其他不适，过一会儿也就自然恢复了。等到更年期的时候，她就得了严重的颈椎骨质增生，而且是骨刺直接压迫血管神经。骨质增生没有什么好的治疗方法，至今无法根治。只能常年坚持膏方调养，维持现状，防止病情继续恶化。

还有一个朋友，年轻的时候，到西藏登山，在冰冷的雪山上，露宿了几个晚上，当时也没感觉有什么大碍，所以也没有往心里去。也是等到四五十岁时，风湿才找到他，他的颈肩乃至腰部都患了严重的风湿性关节炎。

为什么着凉会带来这么大的伤害呢？其实这就是人体被寒湿之气所伤，从而导致气血不畅。因为血液遇寒则凝，经络中有了瘀血，便留下了病根。年轻时，阳气旺盛，可能感觉不到什么，但是会使病根隐藏起来，等到年纪大了，阳气虚弱的时候，经脉瘀阻也就起来作怪了。

四季五脏的生长收藏贯穿了人的一生，并不是说只有中老年人才需要养生。对于年轻人来说，同样每一天都需要养生。不要总觉得自己还年轻，活力旺盛，不怕着凉。虽然是一时的寒凉，但是破坏的却是机体的生理过程。

由此可知，着凉的本质就是伤了阳气，使人体的经络遭到破坏，有效能量的发挥也会受到影响。如果阳气不足以卫外而为固表，那么中风（脑卒中）、温病、热病、肿瘤等疾病便有了可乘之机。

李保平

前言
Foreword

近些年来，经常有人问我养生秘籍，其实我哪里有什么秘籍可言呢？如果非说有的话，也很简单，而且大家听了一定会失望，那就是养成良好的生活习惯，并保持好的心态。这个道理大家都懂，只是很多人都做不到。

还有一些人总会问："我的生活习惯很好啊，也特别想得开，怎么还会生病？"人吃五谷杂粮，哪儿能不生病呢？再加上我们如今的生活条件好了，家里冬天有暖气，夏天有空调，该出汗的时候不出汗，该藏阳气的时候躲在暖气屋里吃冰棍；夜生活又特别丰富，抱着手机看到半夜也不睡觉；什么好吃吃什么，酸甜苦辣百无禁忌，隔三岔五跟朋友出去喝个大酒；能躺着绝不坐着，而且一坐就是大半天，一动不动……

这些不良习惯，都使人们抵御病邪的能力越来越差。再加上如今的食品安全和空气状况也不太好，内外交困，所以人们就容易生病。

该怎么办呢？其实人体有个头疼脑热很正常，关键是我们大家要懂得保养和调理。你买辆汽车都知道要保养，对待身体岂不是应该更爱惜？汽车出了小毛病你不去修，不知道哪一天可能就会酿成大祸，身体也一样。它能"走"多远，"开"多久，主要取决于你是怎样养护它的。

以前中医"防未病"的观念深入人心，很多人都知道养生应在平时下功夫，对自然节令也有敬畏之心，到什么节令就要服用对应的养生保健食品，比如春季的屠苏酒、端午的雄黄酒等。

现代人工作忙，也习惯了有病就打针、吃药，保养身体的观念要差很多。尤其是很多年轻人，忙得根本生不起病，更不可能在没病的时候去看中医调理身体。所以我在这本书里，给大家讲了很多小方子，它们大都是适合自己在家制作的药膳或者茶饮，以方便大家日常调理之用，或者是作为辅助治疗手段帮自己早日恢复健康。

大家千万不要小看这些小方子，正所谓"久读王叔和，不如临证多"。我出生在中医世家，从小是背着汤头歌诀长大的，深知一个个看似简单的小方子，都是经过了长久的历史检验，都是在一代又一代病人身上验证过的，所以适用性特别广，而且效果相当好。

其实要说起来，大家对小方子并不陌生。比如我们平时受了风寒，感冒了，你知道要赶紧去熬一碗葱白姜汤喝；女孩子生理期容易不舒服，妈妈会让你喝红糖姜茶；便秘了让你喝杏仁露；背上长痘痘了，可以吃红豆薏仁粉……这些都是小方子在日常生活中的运用。

很多小方子，都是中医在长久实践中总结出来的，既方便又好用。但是我必须提醒大家一点，有些人用了小方子不管用，就有种种微词，原因极有可能是他们没有正确辨证。中医特别讲究"辨证论治"，辨证对了，就成功了一半。所以我在讲每一个小方子之前，都要向大家说清楚它适合哪些症状，大家一定要对症用药，千万不要感冒必喝姜汤，肾虚就吃六味地黄丸，这是不准确的。

中医的学问博大精深，我也不大可能在这薄薄一本书中做到面面俱到，只能用这一个个非常实用的小方子，为大家的日常健康养护提供一些帮助。归根到底，我希望能向大家传达出"未病先防"的养生理念和"辨证施治"的养生法则，因为最终决定你身体素质的，不是什么名医，而是你自己的努力。

目录
CONTENTS |

第一部分

四季皆有养生方

　　春生、夏长、秋收、冬藏，大自然在每一个时令季节都有它运动变化的规律。而中医养生讲究的是顺天应时、天人相应，这也就意味着，不同季节，人的精神状态和五脏六腑的健康需求是不同的。因此，在不同的季节里，采用适合相应季节身体所需的养生之道，才能让身体更健康。

第一章
春季养生方

春季是万物升发的季节，人体的阳气也在升发，那么我们春季养生就要顺应这个自然规律，好好养阳气。比如，春天木旺而土弱，肝胆和脾胃容易生病，为了预防疾病，饮食上就要注意减木补土。再比如，春季多风，而此时人体阳气初生，抵抗力弱，最怕风邪的侵袭，所以要注意避风邪，多保暖，少吃发物。

三春养生，各有不同

在我们中医看来："救治于后，不若摄养于先。"依据各个季节的特点合理安排饮食，科学地进行食补，顺应四时变化，就会使我们"正气存内，邪不可干"。那么在三春季节我们该如何吃呢？

1. 早春

早春时节，正值冬天的寒气渐渐退散，但冷暖无常，此时阳光初发，万物复苏，大地的升发之气逐渐破土而出。因此我们也应顺应自然，适当吃些葱、生姜、蒜、韭菜、芥菜等微微发散之品，这不仅能够驱散阴寒，还能够助我们的五脏六腑升发脏腑之气，使我们的身体苏醒。

另外，早春气温寒暖变化较大，细菌、病毒等微生物开始繁殖，活力增强，容易侵犯人体而导致疾病的发生。而这些辛香之物含有的碱性成分有杀菌作用，能够帮助我们抵抗病菌。同时，早春时节是阳气始发之时，我们不宜吃寒凉性食品，防止寒性阻遏阳气的升发。

2. 仲春

古人云："春应在肝。"肝禀风木，仲春时节，肝气随万物升发，而偏于亢盛。与此同时，在惊蛰到清明期间，雨水开始渐渐增多，湿气也随之而来。脾土喜燥而恶湿，在仲春时节，我们要加强脾胃的护养，以防止脾为湿困，肝木克脾土。

在饮食的选择上，我们尽量去选择一些能够健脾祛湿、疏肝解郁之品。可适当进食大枣、蜂蜜、山药、粳米、小米、锅巴之类滋补脾胃的食物，少吃酸以防止肝气过旺。另外，我们要注意多吃菠菜、芹菜、花菜、油菜、绿豆芽等黄绿色蔬菜和时令水果，以补充维生素、无机盐和微量元素。

3. 暮春

暮春时节，正值清明与立夏之间，气温迅速回暖，此时我们在食物的选择上应以清淡温和为主，忌大热大寒的饮食。大热食品如羊肉、狗肉、辣椒、花椒和胡椒等，其容易使体内积热，待到夏日，积热化火，变发疮、痈、疖、肿等疾病。大寒食品如生冷海鲜，容易使我们寒从内生。

暮春时节向夏季转换期间，我们的饮食宜以甘平清淡为主，寒热得当，阴阳均衡。我们可以选择绿豆汤、赤豆汤、酸梅汤及绿茶，防止体内积热。另外，还可以适当多吃一些玉米、莴笋、苹果、橘子、山药、鱼类、瘦肉等。

春升发，学会"被发缓行"

春天是一个升发的季节，中医讲求天人合一，人的生活起居应该和大自然相应。《黄帝内经》中提到，春季应该"被发缓行"。今天我就通过被发缓行这个问题，给大家谈谈春天的养生之道。

中国古代，无论是男子还是女子，都要把头发扎起来，梳一个发髻。所谓被发缓行，就是说到了春天，人们就应该把自己的头发散开，披着头发，顺应着升发之气，而不应该把头发扎起来，束缚了阳气，使它生不畅。

和披发一起的，应该还搭配着梳头。中国古代用的都是木梳，春天大家可以用一把桃木梳，每天都从发根到发尾把头发梳一梳，这样做可以加速头皮血液循环，起到滋养头皮、护发的作用。

这里要注意，用的梳子最好是木梳，不要用塑料的。因为塑料的梳子在梳头的时候会产生静电，大量正电荷在头发上聚集，会使头发相互排斥，越梳越不顺，同时塑料梳子的摩擦力相对木梳子要大，会损伤毛鳞片。所以梳头最好还是选择木梳。

除了梳头，另一件事情就是按摩头部，大家可以把双手打开，从前往后，用自己的指腹按摩自己的头部，也可以从中间开始向两边按摩。按摩头部可以使大脑供血丰富，有提神的功效。

咱们头部正中的那个地方就是百会穴，在百会穴的前后左右各一寸的地方有四个穴位，叫四神聪穴。大家没事的时候可以轻轻地拍拍头顶，可以提神，也可以使人变得聪慧。

再回到被发缓行这个话题中来，这个被发缓行还可以理解为松散。所谓松散就是说春天到了，我们的衣着、头发、鞋子、袜子都不可以太紧，应该保持一种松散的状态。所以春天到了，最好不要穿紧身衣，尤其是女士朋友们，最好不要在春天穿塑形衣。同样，紧身裤、紧口的袜子都不要穿。应该保持一种松散的、放松的状态，好让自己身体的阳气升发出来。

另一个升发阳气的方法就是缓行，说的就是春天来了，气温上升了，人也应该出门活动一下，活动的程度以什么为好呢？那就是以缓行为好。要慢慢地活动，不应该活动得太过剧烈。

这是因为经过一个冬天，人的器官、肌肉、韧带都处于一个灵活性比较低的水平，突然间大量运动，身体的器官是受不了的。另一点就是春天虽然气温回暖，但偶尔还是会有一点微微的寒冷感，剧烈运动使汗孔张开，如果此时受到风寒，寒邪就会侵入体内，很容易发生疾病。所以我们只要微微活动，少量出汗就可以了，这样已经调动起我们身体的阳气了。

这些是春季养生的一些小方法。其实养生就存在于我们的生活

中，只要我们把生活中的每一处细节做好了，就能身轻体健、颐养
天年。

春季饮食要增甘减酸

随着养生保健知识的普及，越来越多的人懂得了食物的五味对应五脏的道理，平时也会有意识地多摄入相应味道的食物来达到补益脏腑的目的。

《黄帝内经》中指出："酸入肝，辛入肺，苦入心，咸入肾，甘入脾。"食用酸味食物可以补益肝脏，这是几千年前的老祖宗教给我们的道理。但是，不是所有的人都适宜食用酸味。

我在门诊遇到这样一位病人，他患有高血压、高脂血症、脂肪肝。平时了解到养生知识中讲生山楂味酸，能入肝，还能消食化积、活血化瘀。为了能尽快改善症状，他每天都食用大量生山楂，吃了两个月。结果在春天的时候，他突然出现吐血、便血的症状，幸亏及时送到医院才捡回了一条命。

后来追溯病人的病史，在吐血之前，他还是有一些症状的。这位病人患有重度脂肪肝，伴有肝区疼痛、转氨酶升高，平素易出现反酸、胃灼热。在这样的情况下吃大量酸味的山楂，结果就出现了消化道大出血。

所以，我经常告诉病人，酸入肝，却不是所有人都要在春季吃酸味食物，一定要因人而异。

春季万物复苏，草木繁盛，所有的东西都是欣欣向荣的，我们人体的正气也是升发的，肝气也会上升，在这个季节食用酸味食物能补益肝阳，助其升发。但是肝气过盛的人不宜食用。这类人群本身就肝气旺盛，再补肝就会使阳气升发过旺，就成了火上浇油。肝气盛的人主要有这些表现：头晕、头昏、头痛、急躁易怒、面部烘热、耳窍有胀塞感、口苦目赤、耳鸣、胁痛、失眠、月经先期、舌质红等。

那么，肝气旺盛会有什么危害呢？主要表现在两个方面：一方面，肝阳过于亢盛，随肝气升发上炎至头面，扰乱清窍，就会导致精神类疾病的出现。肝火上扰，气血翻涌，还容易患高血压、脑血管疾病。另一方面，从五行学说来看，肝木克脾土，肝气过于旺盛，就会压制脾土的功能，导致脾虚，受纳、运化不佳，从而引起胃炎、消化道溃疡、肠炎等胃肠道疾病。

因此，当肝气过于旺盛的时候，就不要吃酸味的食物来补肝了。怎么办呢？我们同样可以用食物的性味来纠正肝气偏盛的情况。

关于这一点，古代一本专门的养生著作中就有记载。《摄生消息论》中讲道："肝木味酸，木能胜土，土属脾主甘。当春之时，食味宜减酸益甘以养脾气。"主张在春季少吃酸味食物，适当多吃甘味食物，来调养脾气，以抗衡过于旺盛的肝木之气。

这里再纠正大家一个概念，"甘"并不等于"甜"，虽然有大部分甘味食物有甜味，但并不是说所有甜味食物都具有"甘"味。"甘"指的是具有补益脾胃、和中缓急、滋补止痛功效的食物、药物。我们生活中常见的甘味食物主要有：

谷类中的大米、小米、小麦、玉米等。

奶类中的牛奶、羊奶。

水果中的桃子、李子、橘子、香蕉、杧果、樱桃等。

蔬菜中的莲藕、花菜、南瓜、扁豆、百合等。

如果出现肝气旺盛的情况，在日常饮食中就可以适量食用甘味食物来进行调养。

送你一杯春季养肝茶

春天阳气升发，万物欣欣向荣，在我们的脏腑中，肝脏也是主升发的，所以欣欣向荣的春天跟肝的关系最为密切。春天的时候，肝比较活跃，这是因为肝脏主疏泄，喜欢调达，不喜欢抑郁，这与春天向上、向外、升发、舒展的特点相应。春季养生就是要顺应肝脏的升发之机。

然而，春天的时候，肝常常因为升发太过而出现肝阳太过的情况，前面讲"增甘减酸"的时候我们大致提过，现在就给大家详细介绍一下。

肝阳上亢的病人主要的症状是头晕，并且具有这种表现的占大多数。头晕的时候会感觉眼睛发胀，还有耳鸣。肝阳上亢导致的耳鸣，声音很大，像在耳边打鼓一样，这个要和肝肾阴虚的情况进行区别，肝肾阴虚导致的耳鸣声音比较小，像是蝉鸣。所以当出现耳鸣的时候，要判断是不是肝阳上亢导致的耳鸣。

　　肝阳上亢的另一个表现就是女性的更年期综合征，这个时候的发热，是阵发性的发热，一热起来一身汗，伴有面色红、心跳加速、手脚心发热出汗、口眼干燥、失眠。这些症状都可以算作肝阳上亢的表现。

　　如果你也有上面的症状，就可以考虑自己可能是肝阳上亢。人在情绪激动的时候，也会有一些发热，这是一个正常的情况。但是如果你始终有发热的感觉，体温比其他人的体温稍微高一些，这个时候，就可以考虑自己是不是肝阳上亢了。

　　针对肝阳上亢的情况，我给大家推荐一款春季养肝茶，茶的主要原料是葛根、决明子、菊花、酸枣仁。葛根能够清热解肌，如果你觉得肩背疼，也可以用点葛根；菊花具有清肝明目的功效；酸枣仁能够安眠；决明子可以平肝潜阳，还可以解决大便秘结的问题。

　　制作方法就是将这四种药每味6克，用90℃的水泡30分钟左右。这是一天的用量，可以每天多次冲泡随饮，建议长期坚持。

防好风邪，就是防癌

春季万物复苏，细菌和病毒等也会在春天复苏，当然还有危害更大的肿瘤细胞。相关研究表明，春天癌症的发病率比平时高出15%～20%，这个结果不容忽视。

春季当令的一种邪气与两种常见的癌症有关，这种邪气就是风邪。风邪分为外风和内风，两种风对两种不同的脏腑产生影响。今天就给大家讲一讲风邪带来的影响有哪些，以及如何在春季打好防癌的第一仗。

外风主要攻击肺脏，能够引起肺卫不固。长时间的肺卫不固，并且久治不愈，疾病就会慢慢地进展。所以在春天这个风邪肆虐的季节，保护好肺不受外风的侵袭就很重要。

肺卫不固常见的症状是咳嗽、咳痰、鼻塞流涕、咽喉疼痛、反复感冒、痰中带血、动则汗出。如果你出现了这些症状，就说明你出现了肺卫不固的情况。

如果容易感冒，这样的人群可以用百合固金汤加玉屏风散，这两个方子可以在春天的时候使用，现在应该可以买到中成药。

百合固金汤的主要用药是生地黄、熟地黄、麦冬、百合、白芍、当归、川贝母、玄参、桔梗。这些药大部分都是养肺阴的，同时还能够补肺。

当我们出现肺卫不固的症状，也可以使用玉屏风散。玉屏风散有黄芪、白术、防风三味药。黄芪能够补肺气，白术能够补脾气，防风能够祛风，三种药合用，就能起到固护肌表的作用。

另外，给大家推荐一个适合春季养肺、保护卫气的茶，叫作黄芪银耳杏仁茶。大家需要准备黄芪30克、银耳20克、苦杏仁10克，将上述三种药材熬制成茶水，如果没有糖尿病，还可以加入冰糖。这里提醒大家注意的是，苦杏仁有小毒，用量不能过大，煎煮的时间最好在30分钟以上。

眼睛干涩了，要滋养肝阴

　　有这样一群人，在春天的时候，眼睛会出现干涩的情况，出现这种情况的人一般都是老年人，因为年纪大了，肝阴有所不足，所以在春天肝木比较旺盛的时候，会出现眼睛干涩的情况。

　　我先具体说一下春天眼睛干涩的病因病机。眼睛是肝脏的外窍，需要靠肝阴来滋养，如果肝脏的肝阴是充足的，那么眼睛就会目光明亮，眼珠表面也会有一层泪膜，以保证眼睛湿润不干涩；如果肝脏之阴不充足，那么这层泪膜就不存在，人的眼睛相对来说就比较干涩。

　　为什么老年人更容易出现这种情况呢？因为年纪大了，肝脏和肾脏之阴液和阳气都是不断在消耗的，但是阴液消耗得比阳气要快，所以老年人很多都是皮肤干枯、眼睛无神的样子。

　　老年人肝肾之阴不足，对于眼睛的濡养就不足，所以眼睛就容易干涩。加上春天属木，肝脏与之相通应，肝木相对来说比较旺盛，肝脏又开窍于目，所以眼睛得到的滋润肯定是不足的。

针对这种情况，春天养护眼睛主要是从肝脏入手，需要滋养肝阴来保证眼睛表面的湿润。那么滋养肝阴有什么比较好的办法吗？我在这里推荐一道可以同时调理肝脏、肾脏的代茶饮。

使用的药物主要有女贞子、墨旱莲和枸杞子，三者等量配伍，使用的量均在15克左右，这三味药物不仅仅是养护肝阴的，同样能够养护肾阴，这就是肝肾同调之法。可以每天用这三种药物泡水代茶饮，不拘时服。

同时，春天的时候，最好减少用眼的时间，比如减少看书和看手机的时间。长时间用眼第一是耗伤眼睛，第二是损伤肝阴，二者容易形成恶性循环，加重肝阴损耗的程度。

动风动火的发物要少吃

我们经常会听说"发物"这个词。实际上，发物并不是我们简单理解上的升发、增大的意思。发物的"发"还有诱发、萌发的意思。一方面，易诱发疾病，使旧病复发；另一方面，会加重快要痊愈的疾病，延长患病的过程。

我们大家比较熟知的发物有羊肉、海鲜以及辛辣刺激之品，这些从中医角度来说，皆属于动火之品，燥热伤阴，容易引发疾病。

发物除了动火之品，还有动风之物，这也是发物的重要部分。这一类食物大家平时容易忽视，今天我们就来说说这些易动风的食物。

动风之品，顾名思义，有升发、外散的特性，容易引动、助长风邪，引起过敏反应，所以春天要少吃。

那么，每到初春时节，大量瓜果、蔬菜开始上市，面对林林总总的美味，我们应该如何选择呢？

我们先说榴梿，它是近几年特别流行的食物，有浓烈、奇特的气味，一般人不太喜欢，有人却狂热爱恋。

其实榴梿也是一种药材，全身皆可入药，果皮能滋阴、祛胃寒，果肉温和补肾，果核补肾健脾。

但是在春季要慎吃榴梿，因为它也属于发物的一种。春季是万物复苏的季节，人的阳气也开始升发，由体内逐渐活动至体表。如果在春季食用过多的发物，易引发旧病。

除了榴梿，南方水果尤其是热带水果，像杧果、波罗蜜等都有助火助阳的作用，北方的春季要谨慎食用。

另外，鹅肉属于气味厚重之品，易发风、发疮，属于发物的一种，易致皮肤、黏膜疾病，如痈肿疮毒、疼痛、发热等，类似我们现代医学的急性蜂窝织炎，所以春天也不宜多吃。

还有一种春天的应季鲜蔬——南方人喜爱吃的春笋，它也是发物。春笋积蓄了一个冬天的养料与水分，在春季阳光充足的时候奋力破土而出，升发之力特别强，具有丰富的营养。但是春笋含有大量草酸，对于有肾脏疾病的病人来说，无异于毒物。所以有肾脏疾病的人要慎食。

另一种时蔬香椿也是容易动风的食物。《随息居饮食谱》中描述："多食壅气动风，有宿疾者勿食。"明确指出有慢性疾病的病人要避免食用香椿，以免引发、加重旧疾。

研究表明，香椿含有挥发油、芳香类的有机物、类激素样物质，易致过敏。像患有过敏性哮喘、风疹、过敏性紫癜等疾病的人要避免食用。

所以，患慢性、过敏性疾病的人，或者素体虚弱的人，在阳气升发的春季，要慎食这些动火、动风之品。

春天吃荠菜，赛过吃灵丹

很多人可能有这样的情况，一到春季就会出现头痛、眩晕、失眠、健忘等不适症状，这多是血压升高引起的。

按照中医的五行理论，春属木，与五脏中的肝对应。春季是肝气向外舒展的季节，而肝主疏泄，如果肝气郁结，无法向外舒发，就像炉灶上焖着的一锅沸水无处挥发，气血运行便会紊乱，进而诱发高血压等疾病。如果血压反复升高，还会有引发中风（脑卒中）等心脑血管疾病的危险。所以中医认为"春气者，诸病在头"，难免会出现头晕、头痛的问题。

民间流传着一句俗语，叫"三月三，荠菜赛灵丹"。在每年春季的清明前后，在乡间经常会看见有人去山上挖野菜，挖的就是荠菜。对于荠菜，早在《诗经》上已经有"谁谓荼苦？其甘如荠"的记述。到了宋朝，大文豪苏东坡十分喜食荠菜，称赞荠菜是"天然之珍，虽小甘于五味，而有味外之美"。

荠菜不仅味道鲜美，而且有健脾利水、止血解毒、降压明目的食疗功效，所以吃荠菜是养肝、降血压的好办法。荠菜的吃法多种多样，可以做馅包饺子，也可以清炒、凉拌、熬粥，或是和鸡蛋一起做成汤，或者代茶饮。在民间，还有三月初三这天吃荠菜煮鸡蛋的习俗。不论哪种做法，荠菜都色泽诱人、味道鲜美，是价廉物美、药食两宜的好食材。

荠菜可以说全身是宝，每一部分都可以入药，荠菜花可以止血，荠菜种子可以明目祛风，治疗眼病和黄疸。对于患有高血压的人来说，可以在春天多买一些荠菜，洗净晾干后切碎，每次取少许用沸水冲泡，长期服用，可起到一定的治疗效果。有些地方的百姓会把荠菜和粳米熬制成荠菜糊，自古就有"百岁羹"的美称。老年人常食用荠菜既可防病，又可延年益寿。

荠菜是时令蔬菜，在春季食用最佳。如果家中正好有新鲜荠菜，我给大家介绍一道用荠菜制作的菜肴——荠菜蘑菇豆腐汤，做法很简单，大家可以试试。

准备一块嫩豆腐、一把荠菜和蘑菇。荠菜洗净，切小段。豆腐切成小方块，焯一下水，这样豆腐在接下来的制作中不容易破碎。准备好原料后，热锅冷油，先把蘑菇炒一下，有点儿软之后添热水，大火煮开后放入荠菜和豆腐，转中火煮5分钟，出锅前加盐调味就可以了。如果能配上瘦肉丝、木耳等，那就更美味了。

棉衣莫要脱太早，春季需要防感冒

春季到来，天气回暖，有的人早早把棉衣脱掉了，可是这样不利于健康。从古至今，中医都十分重视"春捂"的养生之道。民间流传着"二月休把棉衣撤，三月还有梨花雪""吃了端午粽，再把棉衣送"的谚语，这是经过实践总结出的养生经验。

春捂有利于抵御风寒。人是自然界的一部分，人体的生命节奏也遵循着天时的变化。人类在长期的进化过程中，受春、夏、秋、冬四季循环变化的影响，体内形成了一种生理性的散热和保暖功能。冬天，为抵御寒冷，人的表皮汗腺和毛孔都处于关闭状态。春天复苏，原先处于"冬眠"状态的皮肤细胞开始活跃起来，毛孔张开。这时当冷风袭来时，长驱直入，人就会感到格外寒冷。无论季节如何变化，人的体温总保持在36～37℃。而人体之所以能够保持恒定的体温，一是靠血管收缩和出汗来调节，二是靠增减衣物来维持。初春时节乍暖还寒，早晚温差大，在这种情况下，如果不"捂"着点儿，就很难适应这种冷暖的变化，许多人甚至可能会患感冒、气管炎、关节炎等疾病。所以，春捂有利于帮助我们适应季节的变化。

感冒随时会发生，尤其春、冬季特别多。其主要原因就在于流感病毒容易存在于低温、干燥的寒冷环境里。并且，当气候忽然变化，冷暖交替的时候，也是病毒最容易侵入人体的时期。为防患于未然，我推荐给大家两种防治感冒的食疗法，大家可以试一试。

（1）酸辣豆腐汤。将豆腐、金银菜、黑木耳、瘦肉、鸡蛋一起煮，加入醋和胡椒粉，酸酸辣辣地共汇成一锅。吃后可使身体温暖，驱散风寒，防止感冒。

（2）红糖姜水。老姜、红糖加水一同熬煮，喝完之后多加衣服可使身体发汗。若加入银耳、枸杞子、红枣或是红豆一起煮，则有利水利尿的功效；加入鱼与桂圆共煮，有补中补血的效果；取番薯一同煮，则具有养生功效。

做红糖姜水时，一定要注意不要用放置太久的红糖。因为久置的红糖很容易被乳酸菌侵害，如加盖不严或者渗入水分时，乳酸菌就会迅速繁殖，将红糖分解，并产生一种酸性物质，使红糖的甜度降低并带有酸味，引起红糖变质，不宜食用。

春季预防呼吸道感染可食橄榄

春季万物复苏，一些细菌和病毒也开始蠢蠢欲动，正是一些呼吸系统传染病高发的时节。一般来说，上呼吸道疾病都会有咽喉肿痛的表现，我们可以吃一些橄榄来缓解这种症状。

橄榄一般是在冬季成熟，是春天稀有的上市水果。橄榄的果实具有硬壳，不论成熟与否都呈青色，所以又被称为"青果"。刚入嘴的时候略有酸涩，久嚼之后口味转为清甜，满口生津，余味无穷，可以算得上是春季的最佳鲜果。

橄榄有很高的营养价值，尤其是钙和维生素C的含量极其丰富，所以具有非常好的食疗作用。中医认为，橄榄的果实有清凉甘缓的特点，主要有解毒生津、清肺利咽的功能，常常被人们用来治疗咽喉肿痛、烦渴、咳嗽吐血、肠炎痢疾等病症，还可解河豚毒、解酒。在我国，橄榄的功效早就被认可，《滇南本草》言其"治一切喉火上炎，大头瘟症。能解湿热，生津止渴，利痰，解鱼毒、酒积滞"。《王氏医案》中记载的"青龙白虎汤"，就是用橄榄与鲜萝卜煎汤服用，可治疗肺胃热盛，咽喉肿痛。

橄榄对于咽喉和胃疾有很好的养护功效，中医也称之为"肺胃之果"。春天每天吃2～3颗鲜橄榄，可以预防上呼吸道感染。儿童常吃橄榄，则对骨骼发育大有益处。下面我教大家做一道青橄榄萝卜汤，春天经常饮用，对咽喉很有好处。

准备橄榄10～12颗，白萝卜450克，猪瘦肉250克，蜜枣2个，姜片、精盐各适量。

炖汤前，橄榄要用刀多划几道口子，这样容易炖出味。白萝卜切滚刀块，猪肉切大块。锅中加足量清水，放入橄榄、猪瘦肉、蜜枣、姜片，大火煮开后去掉浮沫，再放入白萝卜块，大火煲10分钟，再加盖改小火煲2小时，出锅前关火放盐调味就可以了。

还要提醒大家一点，橄榄一定要选新鲜嫩绿色的食用，如果色泽变黄且有黑点则说明不新鲜，切记不要食用。在挑选橄榄时要注意，如果橄榄果的色泽特别青绿，没有一点黄色，说明为了橄榄外表好看，已用矾水浸泡过，最好不要食用。

吃山药、荸荠摆脱春困烦恼

唐代诗人孟浩然有一首诗《春晓》，相信大家都熟悉。这首诗中有一句"春眠不觉晓"，描写了春季酣睡不知不觉就到了早晨的情景。其实大家都有体会，到了春季，尤其是惊蛰之后，我们常会感到困乏无力、哈欠不断、昏昏欲睡，也就是常说的"春困"。

春困是人体随天时变化而自发产生的生理现象。春季气温回升，人体皮肤的血管和毛孔逐渐舒张，大脑的血液和氧气的供应量相对减少，所以容易发困。

春困的另外一个诱因是不恰当的饮食，比如油腻食品容易使人饱胀，大量血液就要供应给肠道用于消化食物、吸收营养，大脑供血就相对减少了，所以饭后会出现疲劳、瞌睡、工作效率下降等情况。要想改善春困，注意调节饮食，是比较有效的方法之一。早在唐代孙思邈就有提过："春日宜省酸增甘，以养脾气"。多吃健脾、补肾的食物，如山药、薏苡仁、莲子、南瓜、马铃薯、芋头，以及含水分较多的食物，如莲藕、荸荠、百合等，均能解除疲乏。特别是山药和荸荠，可称春季养生的佳品。

山药中脂肪含量较少，几乎为零，而且其中所含的黏蛋白能够起到预防心血管系统的脂肪沉积，防止动脉过早硬化的作用。除此之外，山药还有增强人体免疫力、延缓细胞衰老的功效。当然，山药烹制起来也很方便，可以配枸杞子，或将其与米饭放在一起蒸，都是既美味又营养健康的选择。

荸荠则既可以当成水果生吃，也可以当成蔬菜食用，享有"地下雪梨"之誉，同时也被视为"江南人参"，其清热生津、化湿祛痰、凉血解毒的功效不可小看，不过最好洗净煮透后再食用。另外，荸荠与莲藕榨汁共饮效果更佳。

赶走春困，还要及时补充高蛋白食物，如豆腐、牛奶、鱼等，以及人参、银耳等滋补类食品，但注意不要补充过量。

春季伸懒腰，让您一天精神好

春天暖洋洋的阳光让人特别想睡觉，尤其到下午，工作或者学习的时间长，就会感觉特别疲乏。这个时候大家就喜欢伸个懒腰，能够使全身都舒服许多。即使在不疲劳的时候，有意识地伸几个懒腰，也会觉得整个人神清气爽。

为什么这个简单的动作会有这么神奇的作用呢？根据现代医学研究，由于人类直立行走等因素，身体上部和大脑较易缺乏充分的血液和氧气的供应。虽然大脑的重量只占体重的1/50，但是大脑的耗氧量却占全身耗氧量的1/4，想要大脑清醒舒适、有活力，就要保持良好的供血和供氧。

人体血液循环是靠心脏和肌肉的收缩、舒展来完成的，尤其是离心脏比较远的静脉血管，更要靠肌肉的强力收缩来加速血液回流。当我们伸懒腰时，头部向后仰，两臂往上举，而且一般都要打个哈欠。双手上举的动作会使胸腔拉大，对心肺产生挤压效果，利于心脏的充分运动。这样做会使流入头部的血液增多，使大脑得到比较充足的供血。同时，深呼吸使得膈肌活动加强，牵动全身，并引发大部分肌肉收缩，将滞留的血液赶回心脏里去，从而起到加速血液循环的作用。另外，伸个懒腰，还能消除腰部肌肉的紧张，防止腰部受损，及时纠正弯曲的脊柱，避免驼背。同时，在伸懒腰时人们会自然伸展两臂，做出扩胸运动，从而使人心旷神怡、开怀通气。

　　春天的空气湿度很大，并且气压也比较低，非常容易引起大脑缺血、缺氧，使人昏昏欲睡、腿脚麻木、腰部酸痛，从而导致工作效率降低。现代人经常久坐不动，加上大量用脑工作，更容易头昏眼花、腿麻腰酸，所以经常伸伸懒腰、活动四肢对消除疲劳是非常有好处的。这是给经常坐办公室的脑力工作者的忠告，也是让您在春天保持精力旺盛、保护心脏的"法宝"。

　　我们在日常的工作生活中，尤其是在久坐或久站之后就会感觉到下肢酸胀、乏力，在这种状况下，我们也可采用踮脚的方法健身。因为踮脚时双侧小腿后部肌肉的收缩挤压，会促进下肢血液的回流，加速血液循环，可防止下肢静脉曲张及皮肤色素沉着，对经久不愈的溃疡也有一定治疗作用。

春季勤梳头，护发又健脑

中国古代养生典籍中说："春三月，每朝梳头一二百下。"为什么要在春季每天梳头呢？我国历代养生家把梳头看作养生的重要措施。这是因为春天早上勤梳头可疏通血脉，有助于促进脑部血液循环、增强记忆力及中枢神经系统的平衡协调功能，也有利于降低高血压、预防脱发和脑血管疾病等。相传唐代药王孙思邈善于养生，他坚持"发宜常梳"，因此年过一百依然身强体壮、精神矍铄。

中医认为，头部乃诸阳之会，百脉相通，人体十二经脉和奇经八脉都汇聚于头部，如百会穴、风池穴、哑门穴、太阳穴等。经常梳理头发能够对这些穴位起到按摩作用，能够疏通经络、活血化瘀，改善头皮和颅内营养，加强头皮经络系统与全身各脏器之间的沟通，清心醒目，开窍宁神。用脑过度感觉到疲劳时，梳头几分钟即可感觉到轻松很多。有偏头痛、神经性头痛、顽固性失眠症及颈部酸痛的人，也可以通过梳头获得显著的减缓效果。尤其建议脑力劳动者多梳头。而春天梳头，更能使阳气通畅，将郁滞带走，通顺气血，自然而然地，就可以使身体强壮。

想用梳头强身健体，其实很简单，无论是头中央还是头两侧，每个部位只要梳50次以上，感觉舒服了就可以停下来。一般来说，早上是最适合梳头的时间，因为早上是阳气升发的时候。在梳头时，对梳子的材质选择也是需要考虑的，尽量选用牛角梳、玉梳、木梳。正确的梳头顺序是，从前额正中开始向头顶、枕部、颈部的顺序梳理。梳理时不要用力过猛，以防划破皮肤。然后再梳理左右侧头顶，顺着头发的方向梳理，动作可以逐渐加快。

佩戴香袋，神清气爽

随着春天气温的逐渐升高，皮肤的毛孔逐渐舒展开来，血液供应的需求量增多，而供应大脑的氧气就会相应减少，导致大脑供血不充足。于是很多人出现无精打采、昏昏欲睡的春困现象。在克服春困的诸多方法中，利用嗅觉刺激是一个很好的方法。大家可以自制一只香袋，配挂胸前，这样缕缕清香的气味便扑入鼻中，可以使人神清气爽，大大提高工作效率。

这种用香袋来提神醒脑的方法，在我国已经流传多年，其起源于中医的"衣冠疗法"，即把有特殊作用的草药装入帽子或衣服里，用气味来防治疾病，后来逐渐发展为药制枕头、肚兜、护腕、护膝等。后来，还相继出现了预防感冒和流感的专用药物口罩。有人对香袋做了专门的研究，在感冒流行的时候，把一个车间的人分为两组，一组佩挂香袋，另一组则不佩挂。统计结果为，挂香袋的人感冒发生率为20.2%，另一组不挂香袋的则为71.9%。如此悬殊的数据足以证明佩戴香袋对预防感冒的作用。

下面是我为大家提供的几个配制香袋的方子，大家不妨自己动手，根据自己的喜好制作专属的香袋。

（1）冰片、樟脑各3克，良姜15克，桂皮30克。

（2）川芎、白芷各10克，苍术20克，冰片3克。

（3）山柰、雄黄各10克，樟脑3克，丁香50克。

冰片气清香，味辛、凉，具挥发性，有记载言其可以"疗喉痹、脑痛、鼻瘜、齿痛、伤寒舌出、小儿痘陷"，可以"通诸窍，散郁火"。樟脑味辛性温，具有通关窍、利滞气、辟秽浊、杀虫止痒、消肿止痛的功效。桂皮味辛甘，性温，能温中散寒、理气止痛。这些中药都有辛香气味，散发的气味可以起到治疗疾病的作用。

大家可以从以上三种配方中任选一方，将处方的药物粉碎成细面，然后各取药面3~5克，用布缝制成小袋，佩挂颈上或缝于所穿的衣服上。

第二章
夏季养生方

烈日炎炎的夏季，自然界的万物都在茁壮成长。这时候的节令特点是阳气旺盛，火旺。火旺则心脏、眼睛等部位就容易出问题。同时，火旺，火克金，金就显得弱，那么大肠和肺就容易出毛病。所以夏季养生，我们要注意养心，同时也要注意减火补金，让五脏之气得以平衡。

夏季养生：少贪凉，多养阳

夏季，尤其是没有开空调的时候，早晨起床后会非常闷热干渴，有的人喜欢喝一杯凉白开，觉得身心舒爽；有的年轻人还喜欢早晨起床来罐冰水，感觉特别棒。但其实，这是很多人都有的一个误区，我们最好不这样做。

很多人认为，夏季天气炎热，我们在天气最热的时候喝点凉水还是可以的，吃凉的可以制约夏季的暑热侵袭人体，所以应该多吃凉的。

就是出于这种想法，现在人们普遍过于贪凉，这就会导致很多疾病的发生，比较常见的有过敏性鼻炎、脾胃病，甚至还有很多骨关节病也与之密切相关。

我曾经在临床上接诊过一个小女孩，12岁，得了类风湿性关节炎，关节严重变形，鸡爪样手、"X"形腿，就是夏季经常在家吹冷气、吃冷饮导致的。虽然吃了药疼痛的症状缓解了，但是关节的变形是不可逆的，正是生长发育的年纪，却落下终身残疾，太可惜了，大家一定要引以为戒。

到了夏季，很多人的养生重点在避暑这一方面，其实正确的做法恰恰相反，夏季养生，防寒更为重要。

古人的养生智慧是非常高明的。古籍中就提到"春夏养阳""秋冬养阴"。越是到了炎热的季节，我们才越要补养阳气。

首先，夏季养阳气顺应了我们的生理特点。到了夏季，炎热的天气使人出汗增多，随着出汗的过程，人体中大量的阳气也在向外发散，我们常说出了汗就不热了，就是这个道理。

所以，到了这个季节，其实我们人体内部的阳气是虚损的状态，夏季稍有不慎就拉肚子、食欲变差，这就是脾胃阳气偏虚导致的胃肠功能的减弱。

其次，现在的夏季都使用空调，而我们的肌表腠理在这个季节是张开的状态，长期待在空调房中会使大量的寒气随腠理进入体内，从而损伤阳气。

再次，夏季补养阳气能达到事半功倍的效果。中医认为人类是自然界中的一部分，我们要想保养身体，首先要学会顺应自然，夏季是自然界中阳气最充盛的季节，这个时期补阳，会在一定程度上借助自然界的阳气达到补充自身的效果。

所以，现在越来越流行贴三伏贴，冬病夏治，就是在夏季最热的时候，把某些药物贴敷于特定穴位，再借助自然界的阳气来帮助身体增加阳气，赶走病邪。

明白了这三点，大家就会发现夏季养阳气是很好的养生妙诀，还不需花费过多的时间、金钱，只是在细节上注意一点，不要贪凉，就能减少很多疾病的发生。

祛暑化湿，送你一碗粥

从中医角度来讲，一年四季的天气变化会产生风、寒、暑、湿、燥、火六气，这六气普遍存在于自然界当中。如果在某些因素的影响下，这六气太过于亢盛，就称为六淫，是可以致病的。夏季是暑气当令的时节，最易出现暑热侵袭人体的情况。

暑性炎热，易损伤津液，还容易夹湿致病。夏季发生的很多急性病都与暑湿相关。

暑湿侵袭呼吸系统就会发生暑湿感冒，这是夏季的常见病，主要表现为头痛、头昏、恶心、反胃、鼻塞、流涕等；暑湿侵犯关节骨骼，最易发生风湿、类风湿，除了疼痛，还会导致关节变形；暑湿还会影响消化系统，导致拉肚子、无食欲、恶心呕吐等。而暑湿影响到心血管系统，就会引发心脏病。首先，夏季易出汗，津液损耗过多，易使血液黏稠度增高，从而增加发生心梗的概率。其次，暑湿邪气滞留于心脏，不通则痛，后果相当严重。

那么，怎样判断自己有没有暑湿的症状呢？舌象就是最明显、最准确的一个判断方法。在夏季，如果出现舌体胖大、有齿痕，舌苔白腻或者黄腻，就基本可以判断体内有暑湿邪气了。

这时可能只有身体上的略微不适，如果暑湿进一步发展，影响到了心脏，还有很大可能导致心脏病的发生。暑湿导致的心脏疾患主要以闷痛为主，也有灼痛或者刺痛，还可以伴随胸闷、恶心、头痛、肢体沉重、困倦、汗出黏滞、大便不爽、小便短赤等。

如果出现了暑湿的情况，大家要及时调整，市面上的藿香正气水疗效就很好。但是很多人向我反映接受不了藿香正气水的味道，那我就再教大家做一道祛暑化湿粥，原材料是：鲜薄荷5克，鲜藿香5克，白扁豆15克，薏苡仁20克，粳米30克。

先将白扁豆、薏苡仁、粳米泡20分钟，再上锅熬煮至粳米仁开花，然后放入鲜薄荷、鲜藿香煮5分钟即成。

鲜薄荷味道比较清凉，能疏风解表、化湿健胃、清热解毒，另外，还可以清肝火，对口苦、眼干涩、目痛也有治疗作用；藿香是夏季祛暑常用的药材，里面所含的挥发油具有和中止呕、芳香化浊的作用；薏苡仁既能健脾又能利湿；白扁豆能清暑湿，还可以健脾，尤其对于由暑湿导致的胸闷、恶心、腹胀有很好的缓解作用。

经常在夏季食用这道祛暑化湿粥，能帮我们明显改善由暑湿导致的症状，预防由暑湿导致的心血管疾病。

醒脾化湿，夏天应该吃点它

在中医理论中，脾具有非常重要的作用，脾脏承载了运化水湿、水谷精微等物质的重任，可以将从水谷中得到的营养物质布散全身，还能将糟粕等废物转运至肠、膀胱，排出体外。所以，我们将脾脏称为"后天之本"。

脾有一个特点就是喜燥恶湿，是说脾脏喜欢干燥而讨厌湿浊。若脾气健运，则人体生命力旺盛，脾的运化功能可以将湿邪排出体外。

但是随着年龄的增长，或者不良生活习惯等问题的影响，很多中老年人脾胃虚弱，这时候如果湿邪犯脾，就会导致脾的运化功能失常，从而产生诸多不良后果。

夏季雨水较多，可以说是一年四季中最为潮湿的时节，如果脾气虚弱不能运化水湿，阻滞中焦，就会因此影响心脏功能。

心受累于虚弱的脾，逐渐也会变虚弱，心气虚损则泵血功能减弱，血行变缓，从而容易引发心肌梗死、高脂血症、高血压、心肌病等多种心血管疾病，导致危险的发生。

那么，我们怎么判断自己在夏季出现了心脾两虚的情况呢？心脾两虚就是既有心气虚又有脾气虚。心气虚会心悸、怔忡、失眠健忘、面色萎黄等；脾气虚则食少倦怠、腹胀便溏、精神萎靡等。心脾两虚就会出现二者兼有的症状。

有这些症状我们基本就可以判断为心脾两虚了，再结合舌苔、脉象就能更准确地辨明。这些症状其实不只是中老年人会出现，在实际临床中发现，现在的年轻人也普遍存在这些症状。

如果将脾比作人的话，湿浊困脾以后，脾的表现就是呆滞，完全被黏住了、变笨了，不能够完成自己的工作。所以我们要化湿浊，将脾唤醒，让它正常发挥自己的功能。

醒脾一般用芳香化湿的药物，如陈皮、藿香、青皮、佩兰等。我建议大家，尤其是心脾两虚的人，在夏季可以多吃点这样的药物。

在这些醒脾药中，山楂的口味较好，比较容易被大家接受。山楂既有消食导滞、健脾开胃的作用，又能消除肿块、活血化瘀，降血脂、软化血管，甚至还有调养和抗血脂异常的作用。我们可以用山楂做一道开胃消食的姜醋山楂条。买现成的山楂糖条10克，生姜丝5克，加少许糖醋拌匀食用即可。

我们说山楂能开胃健脾，那为什么要加姜丝呢？因为虽然山楂有这么好的作用，但是它的作用太强，不是每个人都适合吃的，像经常胃反酸、脾胃虚弱的人吃了以后会有胃灼热、胃痛等不适症状。这时候我们加上能温胃健脾的生姜，来消除山楂带来的不适症状，可以让更多的人享用这样的健康小食。

最后还要提醒一下，山楂味酸，对胃黏膜有一定刺激，胃溃疡、萎缩性胃炎的病人少吃为宜。

防脾胃湿热，喝这两道茶

大家都知道，夏天的天气很热，加之阴雨连绵，所以湿气也是比较重的，尤其是长夏季节，湿气格外严重，所以在夏天常常患的疾病就是脾胃湿热。

那什么样的人容易患脾胃湿热的毛病呢？脾胃湿热容易找上肥胖的人、脾气不好的人、绝经前后的人，还有生活在环境比较潮湿的地方的人。

那么脾胃湿热有什么样的临床表现呢？常见的临床表现是纳呆恶心，简单来说就是吃不下去饭，还有胃脘灼痛、口干口苦，或者口中黏腻不爽、容易反酸、身体疲惫、舌红苔黄腻等症状。

针对这样的病人，我推荐一款茶，叫作黄芩茶。这款茶的材料是黄芩、山楂、陈皮和荷叶，主要做法是，取黄芩5克、山楂10克，先煎煮10分钟左右，然后再放入陈皮5克和荷叶5克就可以了。这里面，黄芩是祛除体内热邪的，山楂帮助消化，陈皮是健脾的，荷叶是化湿的。这款茶制作起来方便，比较适合在家里或者在办公室饮用。

对于脾胃湿热比较严重的，我再推荐一款药效比较强的饮品，方子的主要成分是陈皮、茯苓、枳实、竹茹四味药，这四味药出自《三阴极一病症方论》中的温胆汤，它们是从温胆汤原方化裁而来，其中的陈皮和茯苓健脾化痰，枳实祛除由于湿热导致的胀满，竹茹能除湿祛热。

具体做法是准备陈皮15克、茯苓15克、枳实12克、竹茹9克，把上述四味药放在一起煮水喝即可。茯苓既是药材也是食物，平时还可以买来打成粉做茯苓饼。

脾胃湿热的病人，平时饮食也应该注意，尽量吃清淡的食物，这样不会助热。夏天来了，苦菜和苦瓜也是不错的选择，二者都能够清热、祛火、除湿。

湿热内蕴，可用清热利湿方

在容易湿热的夏天，除了脾胃湿热，还有一种证候特别容易出现，它叫作湿热内蕴。夏天湿气较重，加上炎热，所以很容易出现身体和季节相互感应并形成湿热内蕴的情况。

这种证候在很多疾病中都非常常见，比如说肾病中，就常常有湿热内蕴这一证型，它的表现就是尿蛋白很难消除，小便也是淋漓不尽，这就是湿热内蕴比较典型的特征。

除了肾病之外，还有很多脏腑疾病也容易出现湿热内蕴的表现，比如肺病、气管炎、支气管炎，这些疾病如果和湿热关联上了，就会出现咳嗽并且很难缓解，咳痰黏腻，如同胶着在一起的胶冻，这也是湿热的表现。

这里我要给大家讲一讲湿热内蕴的常见治疗方法，在讲治疗方法之前，我们先一起来了解一下遭受湿热之邪后的临床表现吧，这样方便我们在家中自诊。

湿热内蕴的临床表现有口中黏腻不爽，也就是嘴里经常感觉到甜甜的、腻腻的，舌苔看起来也是苔色黄而且腻，脸上很容易长痤疮，小便也是短黄，大便会有胶冻样物质伴随而出。吃东西会胃口不佳或者吃进去之后不消化，感觉腹部胀满。

如果你有这些症状里的一条或者几条，那么你就算是湿热内蕴了。接下来我给大家推荐几个清热利湿的小方子。

第一个清热利湿方由生黄芪、生薏苡仁、黄芩、石韦、大豆黄卷组成，其中的大豆黄卷大家可能不太熟悉，大豆黄卷就是先让大豆发芽，等到大豆发芽0.5～1厘米之后，用竹叶或者灯心草和发芽的大豆同煮，煮熟以后再晒干就成了大豆黄卷，大豆黄卷有清热利湿的作用。

具体做法是，取生黄芪15克、生薏苡仁20克、黄芩9克、石韦9克、大豆黄卷15克，用水泡1小时左右，再煮开即可。本方子能够清热利湿，适合湿热内蕴的病人服用。

下面再给大家介绍一个适合夏天饮用的饮品，叫作祛暑茶。祛暑茶用的材料有：佩兰6克、大豆黄卷10克、荷叶6克、藿香6克，将上述药物一起煮水喝即可。这些药材不适合煮得时间过长，大豆黄卷可以先煮，佩兰、荷叶、藿香后下，目的是防止佩兰、荷叶、藿香中的挥发油大量挥发减轻药效。

这个饮品可以在夏天的时候一天喝一次。需要注意的是，气虚和体内没有湿的病人不适合服用，因为这个饮品中的芳香药材能够耗气，会加重气虚。

如果夏天湿气没有那么重，只是暑热之邪过于严重的话，就可以只用荷叶来祛暑，或者是荷叶加上西瓜皮，二者各取15克，一起煮水喝，也能够很好地消暑。

夏季养心，送你几个小妙方

　　大家都知道，中医是用五行将五脏和四季相联系的，可是一年有四季，人有五脏，怎么对应呢？其实在中国古代是有五季的，还有一季叫作长夏，在夏季之后。这样，五脏和季节的对应就没有问题了。在五脏中，与夏季相对应的是心，它们都属于火。

　　在五脏相应的季节，应时令养生就很重要了，所以在夏季我们应该特别注意养护心脏。下面我就给大家讲一讲如何在长夏养心。

　　我先讲一讲发汗，发汗不仅仅是在夏季，应该是在一年四季都需要注意发汗的。有很多人喜欢去汗蒸，汗蒸是近几年流行起来的，但每次汗蒸蒸得汗流浃背的，这样对身体是最不好的。因为中医上讲，汗为心之液，当汗液大量流失的时候，对心脏是一种损耗，会出现心血不足、心气虚等症状。同样，汗血也是同源的，大量出汗也是在耗心血。

　　说到出汗，我就顺便讲一下感冒发汗。很多人喜欢在感冒的时候发大汗，只有全身出了大汗，才觉得病去了。其实在张仲景的《伤寒杂病论》中就特别强调了一下发汗，叫作："遍身漐漐，微似有汗者益佳，不可令如水流漓，病必不除。"讲的就是发汗不能发大汗，如果发大汗的话，是治不了病的，应该做的是全身微微发汗。

所以我讲的第一点是：夏天注意尽力避免大汗淋漓，尤其是中老年人。

然后，夏天养心的时候还可以按摩穴位，第一个是劳宫穴，找这个穴位很简单。把手握上，中指对着的地方就是劳宫穴，这个穴位平时按揉可以养心。老年人如果有便秘的症状，大便的时候可以紧握拳头，这样就能够刺激到劳宫穴，从而避免由便秘引起的心脏病。

还有一个穴位叫作内关穴，在手臂内侧面，腕横纹上两寸，按揉内关穴能够起到强心的作用，如果有心脏病还能起到治疗的作用，对于心悸失眠的病人，也会有改善。

另外，坚果中含有很多不饱和脂肪酸，对于心脏是很好的，所以每天适量地吃一些坚果对于养心也是很好的。

最后，心脏不好的人不能长期劳累或者情绪激动，愤怒、伤心等强烈的情绪持续时间久了都会引发心脏病，所以保持合理的生活状态，保证舒畅的情志也是养护心脏的好方法。

夏季暑热难耐，不如来碗大麦茶

　　饮茶的习惯在我国由来已久，红茶、绿茶……种类繁多，其中有一种茶特别适合夏季饮用，那就是大麦茶。大麦茶是民间广泛流传的传统清凉饮料，是将大麦炒制后再经过煮沸而得，有一股浓浓麦香。说到喝大麦茶的好处，大家可能只知道它有降血脂、降胆固醇的功效，其实夏天常喝大麦茶也有相当好的降暑效果。大麦茶的降暑作用与绿豆水差不多，但是它还有绿豆水不具有的养胃健脾、利尿、助消化、治疗冠心病等作用。而且大麦还是一种健康的粗粮，可以做成粗粮饭来食用。

　　《新修本草》记载："大麦面，平胃，止渴，消食，疗胀。"现代研究证明，大麦茶中含有人体所需的17种微量元素，19种以上氨基酸，富含多种维生素及不饱和脂肪酸、蛋白质和膳食纤维，对人体大有好处。在高温的夏季来碗大麦茶，可以及时补充身体内的水分，并且能加快体内的新陈代谢，保证水和电解质的平衡，有效防止中暑和热伤风的发生。

对于爱美的女性，大麦茶还是理想的健康饮品。大麦茶不但富含维生素、矿物质、蛋白质、膳食纤维等营养物质，还能去油解腻，起到健脾胃、助消化的作用，长期坚持饮用有辅助减肥的作用。

现在超市里可以买到做好的大麦茶包和新式的无糖大麦茶饮料，回家直接冲饮就可以。当然，也可以在家里自制大麦茶。具体做法是用平底锅把100克大麦在火上炒焦，把炒焦的大麦放入杯中，再用1500～2000毫升的开水冲泡，泡好后要等晾凉后饮用。在夏季，需要尽可能多地饮用大麦茶，因此也可多炒一些。剩余的大麦可以放在用完的茶叶筒里或是密封好的玻璃瓶里，注意，一定要保持干燥。每天早上、中午和晚上都喝一杯，出门的时候，也可以带一瓶随时喝。

需要注意的是，并不是任何人都适宜喝大麦茶。由于大麦属凉性食物，所以对于胃寒的人，大麦粥以及绿豆粥都不能喝得太多。另外，大麦茶最好按一天的量煮，隔夜的大麦茶会对健康有影响。

夏日补益脾肾的水中宝——泥鳅

　　泥鳅是夏天最常见的水产品，肉质细嫩，味道鲜美，而且具有很高的营养价值。据营养专家研究分析，泥鳅含有18种氨基酸以及多种微量元素，其中，蛋白质含量为22.6%，脂肪含量为2.9%。而身价不菲的中华鳖体内蛋白质含量为17%，比泥鳅低了5.6%，脂肪含量为4%，比泥鳅高1.1%。

　　泥鳅除了有很高的营养价值以外，还有很高的药用价值。中医认为泥鳅味甘性平，归脾、肝、肾经，具有补益脾肾、利水、解毒的功效，适宜身体虚弱、脾胃虚寒、体虚盗汗的人食用。它能补充气血、祛湿邪，不仅可用来消暑及暖中益气，还可使小便清爽，清排毒素，是改善痔疮等症的辅助食品，其滑涎还有抗菌消炎的作用。老年人食之更为适宜，高血压等疾病的病人，多食对身体也有一定的益处。

　　夏天气候炎热，许多人会出现头昏乏力、精神萎靡、食欲减退、口渴等现象，若常吃些泥鳅，可补充人体消耗的能量，有利于身体健康。但很多人因泥鳅有较重的土腥味而不愿食用，其实只要在烹制前先放入水盆中养几天，滴入几滴食用油，让泥鳅把体内污物排净，然后剪去头部，除去内脏洗净，即可去除大部分土腥味。

在浙北民间，"泥鳅钻豆腐"可以说是一道常见的菜肴，不仅味道鲜美，富有营养，而且药用价值颇高。其烹制方法为：待泥鳅排净内脏污物后，向砂锅里先放入一些排骨汤，再放入豆腐和泥鳅，用小火慢炖，泥鳅被热所逼，就会钻入豆腐中躲藏，待至汤沸熟后，加入调料，鲜嫩可口。

夏季天气炎热，食材不好保存。在选购泥鳅时，要选择鲜活、无异味的泥鳅，切忌选择死泥鳅。如果一次吃不了，可以把泥鳅用清水漂洗一下，装入盛有少量清水的塑料袋中，扎紧放入冰箱中冷冻，可以在一段时间内保持泥鳅的新鲜度。

大暑吃老鸭，胜过吃补药

大暑时节特别适宜食用鸭肉，其营养丰富，既能补充过度消耗的营养，又可消除暑热，缓解不适，是夏日不可多得的滋补上品。

鸭肉具有很高的营养价值，鸭肉中蛋白质含量为16%～20%，比猪肉的含量高出13.3%，脂肪含量为19.7%，比猪肉的脂肪含量低37%。不仅如此，鸭肉中还含有较丰富的B族维生素和维生素E，以及钾、铁、铜、锌等微量元素。此外，鸭蛋中矿物质、维生素A的含量也明显高于鸡蛋。

从中医的角度来看，鸭肉味甘、咸，性凉，具有"滋五脏之阴，清虚劳之热，补血行水，养胃生津，止嗽息惊"的作用，适用于小便不利、遗精、月经不调等病症。而且老母鸭能补虚滋阴，对于久病体虚者或虚劳吐血者而言，是食疗的佳品。

用于滋补的鸭一般选择老鸭。古语称鸭肉为"妙药"和"滋补上品"，认为暑天吃老鸭"阴虚不见燥，阳虚不见冷"，所以自古便有"大暑老鸭胜补药"的说法。食用老鸭最好的办法就是煲汤，可加入莲藕、冬瓜等蔬菜，能补虚损、消暑滋阳；也可以加入芡实、薏苡仁，能健脾化湿、增进食欲。

下面我就教大家一道冬瓜老鸭汤，天气热的时候饮用，可以利水祛暑。需要准备的原料为冬瓜和老鸭，佐以姜片、精盐等调味。先将冬瓜洗净去籽，再连皮切成骨牌块；老鸭去除内脏和头尾，洗净后切成和冬瓜块相仿的大块。煮一锅沸水，焯一下鸭块，去净浮沫后重新煮水，放入鸭块、冬瓜块和姜片，大火煮开后用小火煲1~2个小时即可，食用前加精盐调味。

鸭可以说浑身都是宝，除了鸭肉外，鸭血也是受人喜爱的食材。鸭血味咸，性寒，具有补血、清热、解毒之力，能养肝血、解毒，是保肝的最佳食品。鸭血中含有丰富的蛋白质及人体必需的氨基酸，血红素含量也较高，还含有铁等矿物质和多种维生素，这些都是人体造血过程中不可缺少的原材料。

鸭虽营养丰富，但食用时也得注意：大家一般都爱吃经过烟熏和烘烤过的鸭肉，但是这类加工后的鸭肉易产生苯并芘物质，此物可以致癌，不宜久食；鸭肉为多脂肪食物，不宜多食。

自备药茶可缓解夏季不适

　　每到夏季，由于天气持续炎热，很多人胃口不好，食欲降低，且易出现乏力倦怠、胃脘不舒等症状，因此，在我国各地都有夏季喝药茶（凉茶）的习惯，以达到清补、健脾、祛暑化湿的养生目的。这样不仅可以有效地缓解夏季因天气炎热给人带来的不适，还有很好的生津止渴的作用。下面为您介绍几种方便在家中制作的药茶。

　　（1）三豆茶：取适量的绿豆、赤豆和黑豆置于锅中，加入清水600毫升，用小火慢慢熬成200毫升，待其冷却，即可食用。其具有清热解暑、活血化瘀之功效，还可治伤风感冒、夏季头痛、鼻塞不通等症。

　　（2）胖大海茶：准备菊花10克、金银花10克、麦冬6克、胖大海4克，放入杯中，用沸水冲泡代茶饮用，有清热解毒、明目补阴、清咽利喉的功效，适用于上呼吸道感染及慢性咽炎病人。

　　（3）降压茶：罗布麻叶6克、山楂15克、五味子6克，可依据个人口味加适量冰糖，沸水冲服即可。主药罗布麻叶具有清热平肝、利水消肿的功效，主治高血压、眩晕、头痛、心悸、失眠、水肿、尿少。山楂味酸，夏天食用可以消食健胃、行气散瘀、化浊降脂。

（4）桑叶菊花饮：取桑叶、菊花、薄荷各10克，甘草6克。桑叶能够疏散风热、清肺润燥、平肝明目，菊花散风清热、解毒，薄荷疏散风热、清利头目、利咽透疹、疏肝行气。这款药茶用沸水冲服，有散风热、清头目、清肺止咳的功效，适用于风热型感冒。

（5）银花菊花茶：取金银花15克、菊花10克，用沸水冲服。有清热解毒、消火明目的功效，适用于风热型感冒及上呼吸道感染病人服用。

饮茶时，需要提醒一下，大量出汗之后不要马上大量补充水分。因为出汗不仅导致人体中水分丢失，一同丢失的还有大量盐分。如果大量饮水，容易造成水中毒。

健身走走卵石路，夏季赤足好养生

想必大多数人都知道，足是人的"根"，是人体精气汇集的中心，又被称为"第二心脏"。人体脚底部位有代表全身各个部位的穴位，相对应地进行刺激，可以有效改善全身的健康状况。夏季天气炎热，可以不必过于担心足部受寒，可以适当地赤脚活动，从而加强对脚底穴位的良性刺激，起到很好的防病养生作用。

另外，赤足与地面接触，人体内积存的电荷就会放出体外。现代科学证明，人体组织是带有一定电荷的，尤其是神经组织、肌肉组织，带电量相对来说比较多，现代医学甚至能通过对这些部位带电量的检测来诊断疾病。随着人体新陈代谢地不断进行，正负两种电荷也不断地在体内积累，一旦超出一定量就会危害健康。通常动物都是通过四肢与地面接触来放电，而人由于长期穿着鞋，脚与地面隔离，这样就阻碍了人体的放电。因此，在炎炎夏日，很多人都有这样的经验，脱掉鞋赤足在地上走走，会感觉到非常清爽舒服。其他季节赤脚走路很容易使身体受寒，影响内脏的正常运行，而夏季的高温天气就不需要考虑这一问题，刚好适合放电，这也是对脚的按摩。

如果有条件，可以赤足走在鹅卵石上，能够对人的健康起到有益作用。我们的脚底遍布着穴位和反射区，常走在鹅卵石上，可以刺激足底的穴位和反射区。足部处于人体的最低位置，血液循环比较差，血液容易滞留在那里。鹅卵石凹凸不平，走在上面可以随走动刺激脚底，起到固养根气、疏通经络、强身祛病、调节自主神经的作用。如果感觉哪里特别疼痛，可能是痛点对应的脏器有了问题，可以用来预测疾病。

当然，并不一定要走石子路，选择方便简单的方式就可以，最主要的是感觉舒服就好。中老年人在室内赤脚走路时，要注意室内应保持干燥卫生，以免给身体带来不适，尤其要保证地面的清洁，防止老年人不小心摔跤，造成严重后果。

在日常保健中，经常保证足部的血液循环畅通是非常重要的，这样有利于保证全身的血运正常，足部按摩是一种最佳的畅通足部血液循环的方法。

要想牙齿好，坚持"叩齿三十六"

齿健则身健，身健则寿长。人进入中年以后，身体各器官由成熟逐渐走向衰老，其功能也开始渐渐衰退，牙齿也不例外。唐代名医孙思邈主张"清晨叩齿三百下"，那我们应该怎么叩齿呢？

按照养生传统，每天应该"叩齿三十六"。一般来说，叩齿的最佳时间在早晨。每天早上起床后叩齿36下，同时将唾液咽下，长期坚持，可以使牙齿坚固，不生牙病。人体经过长时间的休息之后牙齿会有些松动，此时叩齿不仅能巩固牙龈和牙周组织，还能刺激牙神经和牙髓细胞，促进牙体和牙周组织的血液循环，对牙齿健康有很大的益处。

晨起后先叩后齿36下，再叩前齿36下，然后错开牙齿叩犬齿各36下，最后用舌舔齿周5~6圈。如此方法早、中、晚各叩齿一次，多做更佳。另外，叩齿养生还可采用如下方法：

（1）搓足心叩齿：在晚上临睡前或早晨起床后，坐于床上，将两脚的脚掌相对，足跟相接，将两手搓热，然后左右交叉，把左手掌放在右足心上，右手掌放在左足心上，然后向脚掌的前下方来回搓摩两足心，同时上下牙齿开始互相叩动，叩、搓36次。

（2）摩腰叩齿法：口唇轻闭，放松精神，两手掌搓热放在后腰部，上下摩动，使后腰有微热感；同时上下牙齿有规律地叩击运动，摩一次叩动一次牙齿。叩齿时稍微用力，达到能听到声音的程度，这能更好地起到固齿强肾、防病健身的作用。

（3）排便固齿：在排便过程中，因用力的缘故，容易导致牙槽以及牙齿向外移动，久而久之就会使牙齿松动。因此，在排解大小便时嘴应闭上，上下牙齿咬紧，这样可有效防止牙齿的外移，维持牙齿的坚固。

叩齿会使口腔唾液增多，在这种情况下，最好不要吐掉。现代医学研究证明，唾液中有许多与生命活动有关的物质，对人体来说非常重要。我国传统医学也认为唾液能滋养五脏六腑，对身体非常有益。

有些医家认为，叩齿力度较大，对牙病病人不合适。在《景岳全书》中，明代名医张介宾介绍了他亲自实践的可以代替叩齿的保健方法。他的做法是"轻轻咬实，务令渐咬渐齐，或一二次，或日行二三次，而根自固矣"。用咬齿代替叩齿，用力比较小，有牙病的人也可以坚持。

第三章
秋季养生方

秋天是收获的季节，同时也是一个肃杀的季节、干燥的季节。所以想要顺应秋季的特点养生，我们就要蓄养、收气，同时也要多注意润燥。而秋季最应该重点关注的脏腑，要数肺脏了。肺为娇脏，喜清肃濡润，燥邪最容易伤肺，所以秋天的咳嗽、皮肤干燥等症状，都跟没有很好地润肺、养肺有关。

三秋养生，各有侧重

中医讲究春生、夏长、秋收、冬藏，秋天是一个收获的季节。很多人都知道养生要顺应四季的变化，所以秋天的养生也要遵循秋天的节令变化。

秋天的基本养生准则就是收敛。但秋天又是分不同的小区间的，和春天一样，秋天也是分为3部分：早秋对应着8月份，中秋对应着9月份，晚秋对应着10月份，不同的月份养生的原则也是不一样的。所以今天我们要讲的秋天的养生原则，是涵盖了三秋的养生原则。

1.早秋

早秋的天气还是很炎热的，所以早秋的养生原则仍是要清热，或者说是以清热为主，再加上适当的补养。除了热之外，八月份的天气我们也能够感受到一丝丝的秋高气爽，没有那么潮湿了，这个时候又要注意对抗燥邪，这就要求早秋的养生基础是清热润燥。

早秋给大家推荐的养生食疗方就是赤豆百合粥，方子的成分有赤豆、大米、百合、茯苓。赤豆能够清热，同时还能清除夏天的潮湿留在身体内的余湿；百合能够润燥，并且百合的归经是肺经，所以百合擅长润肺燥；茯苓能够健脾，可使水谷化生为精微物质供身体使用。具体做法就是，大米100克，赤豆15克（需要泡发），百合和茯苓各15克，搭配煮粥。注意一点，这里的米是大米，不要随便换成小米，因为小米的属性是温热的。

2.中秋

中秋的时候大家就需要开启收藏的模式了，也就是对应秋收冬藏的原则。中秋的时候是适合平补的，我们有一句老话叫作"立秋吃渣，不呕不拉"，渣指的就是豆腐渣。黄豆是能够补养气血的，特别适合秋天的时候调补脾胃，黄豆还能够宽中下气、利大肠、利水消肿。中秋的时候可以吃点黄豆，或者吃点打豆浆之后剩下的豆渣。

3.晚秋

到了晚秋，天气开始慢慢变冷，也就要和冬天接轨了，这个时候主张的是温补，也就是吃一点温性的东西。秋天最好的温补食物就是羊肉了，因为羊肉被中医认为是血肉有情之品，同时羊肉的性质是比较温和的，能够温补气血，适合煲汤服用。

除了羊肉之外，母鸡也是属性温和的，晚秋的时候适合煲汤，可以在日常煲一些母鸡汤，或者上面说的羊肉汤。这两种汤可以加入9克左右的当归，比较适合体虚的病人服用。

敛阴增酸，秋季养生有秘诀

秋天是一个特殊的季节，刚刚经过了一个夏天的煎熬，又面临着冬季的来临，特别适合调养生息。在古代也是讲究秋天要贴秋膘，其实就是说秋天是要养生的。那么秋天如何养生，这个就有说道了。

首先，秋天的时候不能吃辛辣之品。因为秋天的天气本身比较燥热，人体的津液本来也是不足的，这时再去吃一些比较燥热的食物，就会加重阴津不足的症状。拿大葱举例子吧，大葱在春天吃算是个比较好的"补品"，大葱辛辣，第一能够补阳，第二善于发表，能够将阳气发于体表之外，在春天吃大葱就比较适合，但是在秋天吃大葱就不适合了。大家记住，秋天是要收敛的季节，主要就是敛阴。

其次，秋天应该增酸。什么叫作增酸呢？就是增加酸味食物的摄入。上面我说过秋天的时候天气是比较燥的，所以需要敛阴，酸味食物有能够敛阴的作用，可以在秋天适当地增加酸味食物的摄入。这个酸味不仅仅指的是味道，主要还是一种食物的药物属性，也就是酸性，主收敛固涩。

我们常见的酸性食物有：葡萄、西红柿、鲜枣、柿子、百合等，这些都是酸性的，大家在秋天的时候可以多吃点。

但这里需要提醒大家注意的是，在立秋之后，瓜果还是少吃为好，因为大部分瓜果都是偏于寒凉的，容易伤到脾胃，不是不能吃，少吃是关键。

秋天进补有一点还需要注意，就是不一定是吃得越多越好，补得越贵越好，秋天进补主要讲究的是口味的平淡和营养的均衡，如果进补的时候摄入过多，反而会造成肥胖等不良的后果。

秋天的时候有一种坚果是特别值得推荐的，那就是松子。松子的作用是滋阴、润燥、通便，很适合秋天的时候进补。在选择松子的时候，要选择外壳颜色富有光泽、果仁比较饱满洁白的，最好是个头比较大的，当然一定要干燥的。

松子好吃，但是由于松子含有的油脂太多，所以也不能吃太多。大家日常养生的话，可以在秋天的时候，每天吃30克左右。

上面简单地说了几种秋天的养生方法以及秋天养生的注意事项，希望大家在秋天进补的时候能够注意。

巧用秋梨治秋燥

提到秋天，大家想到的第一个词可能就是"秋高气爽"，但同时，也会想到"秋燥"。很多人在秋天都会有早晨睡醒嗓子里干干的感觉，时不时会干咳，严重的甚至会咳出血丝。

这时候大家都会用自己的小方法来对抗秋燥，其中用得最普遍的可能要数秋梨膏了。秋梨膏能成为广为人知的治疗秋燥的良方，主要还是因为它效果好，口感也好。只要是干咳、口渴、热象偏重的温燥，适量服用都可以起到很好的效果。

虽然大家可以在超市或者药店买到各种秋梨膏，但它们的色泽和浓稠度不一样，质量也是良莠不齐。真正的古方秋梨膏配方是来自《本草求源》，主要成分有秋梨、生地、麦冬、贝母、葛根、蜂蜜、萝卜、藕节、姜汁，是一道宫廷御用的养生药膳。

秋梨是这个膏方的主药，是食物也是药物，可以滋阴润肺；生地和麦冬有非常好的滋肺肾之阴的作用，另外生地还有凉血止血的功效，治疗燥咳血丝效果甚佳；贝母能补肺，有润肺止咳的作用；葛根能够生津润燥；蜂蜜能养血、降气、滋润；萝卜能降肺气，顺气止咳；这里面有特点的是用到了藕节，藕节是藕的连接部分，我们做菜时通常会将藕节丢掉不用，其实藕节是止血效果非常好的药食两用之物。

秋梨膏里面所有的药都是偏凉性的，加上少许温胃的姜汁，能纠正秋梨膏过于偏凉的属性。

我们平时在家熬膏太费时间，也不一定能熬制成功，今天教大家做一个秋梨饮，是根据这个秋梨膏的方子简化来的，适合家庭制作食用。

主要用到的材料是秋梨2个、莲藕1节、大枣6个、冰糖10克。

我们先将梨洗干净，去掉梨核，注意一定不能把梨皮去掉，要连着皮一起片成薄片，梨皮有生津、止渴、润燥的作用；再将莲藕切成薄片；大枣去核，枣肉掰开备用。起锅加入适量清水，煮开以后放入上述材料，熬煮15分钟即可。

这个根据秋梨膏化裁而来的秋梨饮有润燥化痰、滋阴润肺的效果。那么它适合什么人群服用呢？主要适宜温燥的人群。温燥会出现咳嗽胸痛、干咳少痰、咽痛痰黄、痰中带血、舌干苔黄、少汗等典型症状。

一般来说，温燥导致的咳嗽有三个阶段，先是干咳、嗓子发痒，一发作就是阵咳，再严重的甚至会胸痛；再进一步就是咳嗽损伤了血脉，出现痰中带血；还会身热汗出，舌苔通常是黄苔，同时舌面较干，表示津液不足，热邪内盛。

有这些症状的人群可以用秋梨膏或秋梨饮调理。除此之外，还有一个适宜温燥病人食用的药膳：川贝炖秋梨。

　　大家准备川贝母粉3克、秋梨（白梨）1个、冰糖适量，将梨去把儿、削盖，把梨核掏出，注意不要掏穿了底部，将川贝母粉和冰糖放入，盖回梨盖用牙签穿上，上锅隔水蒸1.5～2小时，将梨与川贝母一同服用即可。这道药膳也能起到很好的润肺效果，而且年龄小的孩子也可以食用。

平燥犯肺，试试荆防饮、平燥羹

秋天的时候，大部分时间是不冷不热的，所以很容易感受平燥。平燥是什么意思呢？它指的是比较单纯的燥邪，也就是不夹杂其他的邪气。燥邪有的时候容易夹杂温邪就变成了温燥，有的时候容易夹杂寒邪就变成了凉燥。

这里讲的平燥适合于秋天的大部分时间，因为秋天的时候，天气秋高气爽。什么是气爽呢？指的就是空气中的水分含量降低，也就出现了干燥之感。

长时间在干燥的环境中生活，很容易造成燥邪伤及身体，尤其是燥邪伤及肺脏，第一点是因为肺气与秋天相通应，第二点是因为肺脏属于娇脏，所以很容易受到各种不良因素的影响。那么肺脏受到燥邪影响的时候，应该怎么做呢？今天推荐两个适合治疗燥邪犯肺的方子。

第一个方子是荆防饮，这个方子中使用的中药有荆芥、防风、桔梗、杏仁、芦根、梨皮。以上药物中，润燥的是芦根和梨皮，能够针对燥邪起作用，桔梗和杏仁又是能够止咳的，所以能够治疗秋燥产生的咳嗽，是一个适宜治疗平燥伤肺的小方子。

这里面有一味叫作荆芥的中药，这味中药能够将郁闭在体内的燥邪透达出去，起到"开天窗"的作用。这样的邪气只能够透达，不能够镇压，所以荆芥这味药是全方的关键。这也告诉我们在遇到平燥伤肺的时候，一个大的治疗原则就是先透达邪气，再润燥止咳，千万不要一味地止咳或者一味地滋阴，这些做法都是不正确的。

第二个方子叫作平燥羹，可以在秋天的时候日常饮用，主要用到的都是一些食材，其中也包括荆芥。方子的做法是：取荆芥3克、银耳5克、白梨1个；将梨洗干净，去核，然后切成小块；先将银耳泡发好，用凉水煮10分钟左右，再加入梨块和荆芥。上述三味药物放在一起煮，等到煮成羹状的时候，就可以停火了。

这个方子既可以用来作为秋天的保健方子，每天吃一碗，也可以用来治疗相应的疾病，比如秋天的时候感觉到皮肤干燥，或者是口鼻干燥，都可以服用以减轻症状。

但这个方子也不是每一个人都适合吃，有的病人脾胃虚寒，这里面用的中药都是比较寒凉的，会加重脾胃虚寒的症状。所以脾胃虚寒，有大便稀溏症状的病人是不适宜服用的。

还有一点需要注意，这里说的荆芥指的是干燥的荆芥，要是大家选择新鲜的荆芥，可以将用量改成10克。

晚秋凉燥，用杏苏散治疗

前面我们提过，秋天是分为早秋、中秋和晚秋的，这几个秋分别是不同的时间段，也会有不同的邪气。比如早秋很容易感受温燥，中秋很容易感受平燥，而晚秋就很容易感受凉燥了。

那么什么是凉燥呢？燥邪和寒邪相互夹杂，就成了凉燥。

凉燥病人的临床表现主要就是燥邪和寒邪两种邪气的汇总，所以大家想一想燥邪的表现加上寒邪的表现，就能自己推算出来凉燥的主要临床表现。凉燥的临床表现有皮肤干燥、口鼻干燥、鼻塞、流涕，一般是流清鼻涕；病人面色苍白，头痛怕冷，有伤寒感冒的症状；病人有时候会咳嗽，咳嗽吐出的痰液是白色泡沫状的；病人的咽部不红肿，舌红，苔白，脉象是浮脉。

大家看上述的临床表现，是不是和感冒有一点相似呢？唯一不同的是在感冒的基础上增加了皮肤干燥、口鼻干燥的临床表现。如果大家在秋天的时候，感觉自己"感冒"了，还伴有全身的皮肤干燥、口鼻干燥，这就要怀疑是不是凉燥了。这个时候如果按照治疗感冒的方法来治，是没有明显效果的。

我给大家推荐一个治疗凉燥的方子，叫作杏苏散。

杏苏散的主要成分有苏叶和前胡，这两味药能够将郁闭在体内的邪气透发出去；还有桔梗和杏仁，这两味药是对药，能够协同起作用，擅长开宣肺气，能够治疗由于寒邪郁闭体内导致的肺气不宣等症状；还有半夏、陈皮、茯苓、甘草等药物，这些药物相互配合能够起到化痰的作用；最后是生姜和大枣，这两味药有调和营卫、滋养津液的作用。

上述方子适宜在医师指导下服用。下面我再来推荐一个适宜病人在家中自己做的养生方——凉燥粥。

这个凉燥粥的主要成分是苏叶5克、陈皮5克、白梨1个、粳米适量。方法是先将梨切成小块，然后将苏叶、陈皮，还有洗好的粳米一起煮15分钟左右，加入切好的梨块，再煮10分钟就可以出锅了。

这个方子适用于晚秋的时候，感受凉燥轻证的病人服用，重证是不适宜的。也就是说，它主要适合有轻微的皮肤干燥、鼻塞流涕等症状的人群。

这个方子也有禁忌人群，那就是脾胃虚寒的人群，因为这个方子里面的白梨是寒凉的，所以脾胃虚寒，吃凉的东西就大便稀溏的病人是不适宜的。

秋季要养肺，养肺要靠"润"

不管是温燥、平燥还是凉燥，都是燥邪，都可以侵袭肺，因此秋季我们要注意润肺。

有人可能会问："该怎样润呢？"中国人讲究"以形养形"，哪里有问题就吃点相似的食物，比如骨折了吃猪蹄、补脑吃核桃，那秋天想补补肺，是不是可以吃点动物肺脏呢？

其实，这个问题早在几千年前就有人给答案了。汉代大医张仲景在其《金匮要略》中的最后两篇就提到一些饮食宜忌。其中第二十四篇就讲道："春不食肝，夏不食心，秋不食肺，冬不食肾，四季不食脾。"所以，想在秋季以肺补肺的人，还是不要轻易尝试。

如果你身体健康，阴阳中正平和，秋天的主令脏腑是肺，因此肺气是相对旺盛的，这时再食肺，就补得过多了，反倒不好，其他脏腑也是同样的道理。

事实上，我们每个人养生都要遵循一个总的原则，那就是要根据不同的季节，不同情况来进行调理。

不过总体来说，在面对秋燥时有一个大的原则就是"润"，就是用各种各样的方法来滋润我们的身体，包括药物、饮食等。

另一方面，中医认为五色与五脏的关系也很密切。秋季是与白色相关的，我们适当地食用一些白色的食物也能达到补肺气的作用。比如白萝卜，可以理顺肺气而补肺，梨也是白色食物，能润肺生津。除此以外，莲藕、山药、杏仁都是白色的，都能在一定程度上起到补肺的作用，我们在秋天可以适量多选用一些。

在治疗上，我最喜欢给秋季经常咳嗽的病人用的一个方子叫作止嗽散，可以治疗咳嗽迁延不愈。主要成分有百部、紫菀、甘草、陈皮、桔梗、前胡、荆芥。大家背一下下面这个歌诀就能记住它的成分：止嗽散中草陈皮，桔紫前荆百部施。

方中的紫菀润肺止咳，桔梗宣肺止咳，前胡、百部镇咳，陈皮止咳化痰、和胃，荆芥祛风解表。

有很多病人喉咙痒得厉害，我还会在原方的基础上加3~6克的炙麻黄来宣肺利水。咽干严重，还可以加地龙、蝉衣等祛风燥的药物。

这个止嗽散适用于燥咳严重的病人，具体剂量因人而异，而且每个人的体质不同，大家最好到医院找专业的医师开处方。如果只是有点燥，没有到燥咳的程度，就可以用这道药膳：银耳葡萄露。主要用到的材料是银耳、鲜葡萄。

银耳能入肺，有很好的补肺润肺的作用，葡萄有补气血的作用。中医古籍里记载，肺虚咳嗽可以用葡萄来治疗。如果没有鲜葡萄，也可以用葡萄干代替。

我们将银耳用清水泡软，上锅隔水蒸熟，取出备用；鲜葡萄洗干净，和蒸熟的银耳按照1∶1的比例放入榨汁机，榨汁即可。做的时候注意，葡萄不需要去皮去籽，现代研究表明，葡萄籽有很好的抗氧化作用。

秋季勤做冷水浴，如给血管做体操

冷水浴是一种利用自然因素锻炼身体的好方法，有人称冷水浴是"血管体操"。初秋天气渐渐变冷，正是进行冷水浴的好时机，这是因为冷水浴是用5～20℃的冷水洗澡，而秋季的自然水温正处于这一范围内，因此，很多人都喜欢进行冷水浴。那洗冷水浴对身体有何好处呢？

第一，冷水浴可以预防感冒。人体经常受到冷水的刺激，能促进肌肉的紧张收缩，并迅速做出抵御反应，以增强人体对温度变化的适应能力，由此可提高机体的免疫功能。尤其是在秋天，人体很容易感冒，而常洗冷水浴，则可预防伤风感冒等呼吸道疾病的发生。

第二，冷水浴能美容。冷水浴能加强皮肤和皮下组织的营养供给，加快皮脂的分泌速度，使肤色更加红润、有光泽，并且富有弹性，不易招惹皮肤病。此外，适当的水流刺激，对皮肤、肌肉也会有一定的按摩作用。

第三，洗冷水浴还能够预防心血管疾病。当人体受到冷水刺激时，皮肤表层的血管会加剧收缩，大量血液流向身体内部组织和器官，使内脏血液增加。为了抵御寒冷，皮肤血管又会迅速地扩张，大量血液又流向体表，使皮肤变红。同时，冷水浴还有助于预防高血压，防止动脉硬化。冷水浴可提高神经系统功能，是一种强烈的良性刺激，可提高中枢神经系统的兴奋性，增强血液循环和新陈代谢，有利于消除大脑疲劳，振奋精神。

尽管冷水浴对健康很有益处，但是洗冷水浴也有很多讲究，不是随便就可以洗的，如果方法不当，不仅达不到锻炼身体的目的，反而会伤害身体。因此一定要学会科学地进行冷水浴。应循序渐进洗冷水浴。冷水浴应从温度较高时开始，坚持每天进行。冷水浴宜从秋天开始，千万不要在不习惯冷水浴的情况下，突然在寒冷的天气开始。可以先用冷水洗脸，之后再洗冷水澡，或是先用冷水浸湿毛巾擦拭身体，过一段时间再改用温水淋浴，逐天降低水温，直到完全可以适应冷水。总的原则是洗浴部位"由局部到全身"，水温"由高渐低"，洗浴时间"由短渐长"。

常见的冷水浴方式有五种：足浴，将双足浸在水中，水温可从20℃左右开始，逐渐降到5℃左右；头面浴，用冷水洗头洗脸；淋浴，先从水温35℃左右开始，逐渐降到用自来水洗浴；擦浴，用毛巾浸冷水擦身，用力不要太猛，时间不宜过长；游泳，体质很好的人可以选用这种方法，如果没有进行过一定的锻炼，千万不要贸然采用这种方式，以免出现意外。

冷水浴的时间长短应根据个人体质、天气变化而定。天气越冷，时间就应越短，以不使全身颤抖为佳。通常皮肤起鸡皮疙瘩是冷水浴的禁忌信号。另外，在餐前、饥饿时或刚吃完饭，都不宜洗冷水浴。

冷水浴治病要在医生的指导下进行，并不是人人都适合冷水浴。虽然冷水浴对一些慢性病有治疗作用，但进行冷水浴之前必须事先征求医生的意见。如果是急性或亚急性疾病、严重的心脏病、严重的肺结核等病症，则不宜进行冷水浴。对冷水皮肤过敏者，患有严重高血压、冠心病、风湿病及坐骨神经痛者都不能进行冷水浴。

入秋养心安神，可多吃百合、莲子

秋天人们总会出现口、鼻等部位干燥的状况，所以应多吃些生津养颜、滋润多汁的食物，少吃辛辣、煎炸的食物。滋津润燥最好的食物是百合和莲子。

莲子美味可口，老少皆宜，有清泻心火、健脾益胃、止泻止带、益肾涩精、养心安神的功效，可用于治疗脾虚久泻、遗精带下、心悸失眠等症。有记载称："莲之味甘，气温而性涩，禀清芳之气，得稼穑之味，乃脾之果也。""去心连皮生嚼，最益人，能除烦、止渴、涩精、和血、止梦遗、调寒热。煮食仅治脾泄、久痢、厚肠胃，而交心肾之功减矣。更去皮，则无涩味，其功止于补脾而已。"可见，莲子自古就是一种深受喜爱的美食，在粥、菜中加入莲子，可以增加其清香。

百合具有补肺、清心安神、清除疲劳和润燥止咳的作用。因为购买鲜百合不方便，人们购买的多是干百合。现在的干百合用化学药品加工过，因此在食用前要用水将其泡软，再用开水烫一下。

秋季干燥，我们可以在家做一道百合莲子汤。准备干百合100克、干莲子75克、冰糖75克。干百合和干莲子洗净，清水浸泡4小时，然后将百合、莲子放入锅中，大火煮沸后，加入冰糖，改小火续煮40分钟即可食用。

或者可以将干莲子和干百合各10克，冰糖适量，加入粳米100克煮成粥，有清心润肺的功效。

也可以用干莲子50克、红枣15颗、冰糖100克，一起煮成糖水。将红枣、莲子洗净，用牙签挑出莲子心。在锅内倒入大约半锅水，用中火烹调，加冰糖拌匀。红枣、莲子一同放入锅中，盖上锅盖，改中火煮至发出"唧唧"声后改小火，约6分钟后熄火，即可食用。

莲子的味道有些甘涩，有收敛性质，比较适合脾虚、腹泻者，而肠燥便秘者吃莲子反而会使便秘加重。《本草备要》中提出"大便燥者勿服"。吃莲子的时候，可以去掉莲子心，不要和莲子共同食用。这是由于莲子多是用来治疗因脾虚所导致的症状，而莲子心有苦寒之性，会伤脾。

秋燥时节多喝蜜，营养滋补又美容

蜂蜜是为人所熟知的天然食品，含有葡萄糖、果糖、维生素、矿物质等多种人体需要的营养成分，并且很容易被人体消化吸收，可谓保健佳品。

我国古代医学家曾说过："朝朝盐，暮暮蜜。"又强调秋天多喝蜂蜜对身体有很多益处。那到底有怎样的益处呢？秋天气候干燥，空气水分较少，人体同样缺少水分，因此人体必须经常补充水分，以缓解干燥气候对人体的伤害。但光喝白开水，并不能完全抵御秋燥。水分进入人体后，很快就会被蒸发或排泄掉，而蜂蜜则可以有效补充人体所缺失的水分，也不容易让水分过快流失。蜂蜜可以很快被人体所吸收，因此体力不足的人，可以通过食用蜂蜜来补充身体的能量，以恢复体力。

秋天经常服用蜂蜜，可以有效防止秋燥对人体造成的伤害，起到润肺、养肺的作用。同时蜂蜜还有助于提高身体抵抗力。蜂蜜中含有不同浓度的多酚物质，这些成分是抗氧化剂，这些抗氧化剂还具有清除自由基的功能，它可以预防体内疾病的发生，起到保护人体的作用。

蜂蜜营养丰富，掌握科学的食用方法，人体才可以更高效地吸收营养。新鲜蜂蜜可直接服用，也可以用温开水或凉开水稀释后服用。绝不能用开水冲或高温蒸煮，因为高温加热后，蜂蜜中的有效成分，如酶等活性物质，则会被破坏掉。服用时间在饭前1~1.5小时或饭后2~3小时较为适合。胃肠道疾病病人，则应根据病情确定饮用时间，在饭前1.5小时食用蜂蜜，会抑制胃酸的分泌；食用蜂蜜后立即进食，又会刺激胃酸的分泌。早晨起床空腹喝蜂蜜，可治便秘、滋养皮肤。但是长时间空腹喝蜂蜜水，则会因胃酸过多而患胃溃疡或十二指肠溃疡疾病。

食用纯蜂蜜时应注意，选用新鲜成熟、不经任何加热处理的蜂蜜，每天早晚空腹服用，每次30~50克，温开水送服。这个方法适于营养不良、神经衰弱、贫血、肝炎、肺炎、支气管炎、感冒、咳嗽、便秘及青光眼等病症。

将蜂蜜放在杯中，加温开水调匀或将蜂蜜加热到60℃后服用，每天3次，每次25~30克，适于溃疡性胃炎、胃寒、胃痛、十二指肠溃疡、胆囊炎、胆结石、高血压、失眠、健忘、小儿遗尿、月经不调、呕吐、晕眩等病症。

秋冻要科学，天凉重点护肚脐

古话说"冻九捂四"，说的是九月应该冻一冻，四月应该捂一捂，也就是常说的"春捂秋冻"。夏季过去，入秋之后天气渐渐转凉，科学"秋冻"可以提高人体对气候变化的适应性与抗寒能力。处暑时节是开始秋冻的最佳时期，是耐寒锻炼、强健机体的黄金时段。在昼夜温差变化不大的初秋，适度冻一下无妨，但是身体上有一个部位是要注意保暖的，那就是肚脐。

肚脐，中医将其称为"神阙"或"脐中"穴，内联十二经脉和五脏六腑。既是治疗某些疾病的重要穴位，也是病害容易入侵的最薄弱的部位。肚脐对外界气温的高低非常敏感，所以一定不要忘了做好肚脐的防护工作。脐部十分容易受凉并会导致肠胃不适感，严重时可能会因受凉而诱发肠胃痉挛、腹痛、腹泻等。如果寒气长期积累在小腹部位，则会导致生殖、泌尿系统出现疾病，如男性的慢性前列腺炎、阳痿，女性的痛经、月经不调，严重时还会出现闭经和不孕。

户外活动或晒太阳时，也要注意保护腹部，尤其是肚脐部位，以保证肠胃功能的正常运转。睡觉时，可用双手按住肚脐，按顺时针、逆时针方向分别进行按摩，各50次。在平时，也要保持脐部皮肤的清洁卫生和干燥。如果肚脐出现异味，则可用无菌棉签蘸75%的酒精擦洗肚脐残留物或脐窝凹陷处的分泌物，然后再涂上1%的龙胆紫或2.5%的碘酒，一周后即可消除异味。

如果肚脐部位寒气积聚时间长了，病情顽固，此时就需要用到隔姜灸了，操作非常简单，大家都可以在家试试。

准备一块生姜。要选老姜，这样的姜药力强，不要选干姜或嫩姜。把生姜沿纤维纵向切片，姜片的大小要能盖住肚脐，厚度大约与一元钱硬币相仿。切好的姜片上用牙签刺几个孔，这样艾绒的热力和药力更容易向下渗透。

接下来准备艾绒。隔姜灸使用的艾绒选择质地柔软、细腻的为好。艾绒中掺杂的叶梗和其他杂质越多，手感越粗糙，说明艾绒的质量越差，不要选这样的艾绒。根据需要将艾绒分成小团，捏成圆锥形。这样捏好的艾绒叫作"艾炷"，一小堆就叫作"一壮"。

姜片和艾炷准备好之后，就可以开始隔姜灸了。把姜片放在肚脐上，再把艾炷放在姜片上，然后点燃艾炷。当有局部灼痛感时，略略提起姜片，或更换艾炷再灸。一般每次灸5~10壮就可以了。

秋令养肺宜常做健鼻功

　　秋季养生首先要调养的脏腑就是肺。中医认为秋季与肺相应，在五行上同属金，秋季养生要注意收敛肺气。中医认为肺为"华盖"，有"脏之长"之称。肺为娇脏，清虚而娇嫩，不耐寒热燥湿诸邪。肺喜润恶燥，而燥邪最易犯肺，伤津耗液，会使人发生鼻干咽燥、声哑干咳、大便干结等表现，这就是所谓的"秋燥"。所以在秋天这个干燥的节气，养肺特别重要。

　　中医认为"燥易伤肺"，在干燥的环境中，人体可由此产生诸多津亏液少的燥症，比如皮肤发干，全身出现燥热，口唇出现干裂，伴有心绪不宁等。在秋季，六淫（风、寒、暑、湿、燥、火）之燥邪最易伤肺，因此在日常饮食中应以平补、滋阴润肺为主。《黄帝内经》提出"秋冬养阴"的原则，也就是说，要多吃些滋阴润燥的食物，以防秋燥伤阴。

　　中医称："肺气通于鼻，肺和则鼻能知香臭矣。"即鼻子的通气和嗅觉功能，主要依靠肺的作用，肺气通顺了，呼吸也就顺畅了，鼻子的嗅觉才会灵敏。如果肺气不足，鼻子的功能也会相应减退，嗅觉也变得不灵敏。可见肺和鼻子有着十分密切的关系，而且中医也认为，肺的窍在于鼻。所以，要健肺，秋季就要多做健鼻功。

秋季经常按摩鼻子对身体有很多好处，具体方法是，相互摩擦两手拇指外侧，有些发热的时候，再用拇指外侧沿着鼻梁、鼻翼两侧上下按摩30次左右，接着按摩鼻翼两侧15～20次，每天按摩鼻子3～4次。这样可以加强鼻子的耐寒能力，也可以治疗伤风、鼻塞不通等症。

用冷水洗鼻子的效果也不错，将鼻子浸在冷水中，闭气不要呼吸，稍过一会儿，抬起头来换气，然后再次浸入水中，如此反复10次左右。

第四章
冬季养生方

天寒地冻的冬季，寒气凝滞收引，容易导致人体气机、血运不畅，从而使许多旧疾复发或者加重。所以冬季养生，一方面，我们要注意抵御寒邪，防范疾病；另一方面，冬季的时令特点是阴极而生阳，这一时期我们要做的是蓄养藏气，日常作息也要"早卧晚起，必待日光"，并且让神志伏匿，情志舒畅，这样才是养藏之道。

冬日养生要掌握"冬藏"

随着大家生活水平和保健意识的提高，越来越多的人开始通过运动锻炼等方式增强体质和提高身体抗病能力。在严寒的冬季，大家都会觉得出汗能排除身体寒气，能让身体暖和起来，是一种特别好的养生方式，因此泡温泉、蒸桑拿、跳广场舞等成了大家热选的养生方式，可是在冬天进行这些活动真的对我们的身体有益吗？今天我就和大家谈谈冬日健身养生的一些问题。

其实，冬季做很多运动不但不会有益健康，还会给身体带来很多隐患，其至会引发一些严重的疾病，之所以这么说是因为很多运动方式都会导致过度出汗。中医学的养生观点中，最重要的一点是"天人相应"。《黄帝内经》中的第二篇文章主要就是讲四季的养生方法，其中说到冬天的养生要点就是"藏"，我们应该闭藏人体的阳气，收敛精神，顺应冬季寒冷封藏的特点。

出汗时大家都会觉得没那么冷了，其实从中医来讲，出汗不仅仅是水液从汗孔排出，随水液一起排出的还有人体的阳气，过度地出汗就会导致人体阳气的脱失。我们大家都知道阳气对人体是非常重要的，想要延年益寿必须有充足的阳气。而保证阳气充足的很重要的环节就是"冬藏"，冬天将阳气藏蓄好，精力才能充沛，才能有好的身体素质。

为了保健而去过度运动、出汗，结果会适得其反。我在临床上遇到的这种病例非常多。有一个病例比较典型，一个32岁的小伙子，来看病，说自己本来身体挺好的，前一年每周末就约好友一起蒸桑拿、泡温泉，这样一年下来，感觉自己精力越来越不济，慢慢连性功能也没有了。这就是过度地发散、出汗，导致身体阳气大量耗失，而"冰冻三尺非一日之寒"，要想通过药物调理治疗，效果也是很缓慢的。

我们大部分人不会像前面说的这个小伙子这样频繁地蒸桑拿，但大家在日常生活中，需要注意泡脚的问题。首先，可以肯定的是，我们每天适度地泡脚在促进血液循环、温补人体阳气方面是有好处的。但是大家要注意度的把握，我们要有分寸，懂得过犹不及的道理，泡脚15分钟足够了，特别是在冬季，注意不要让自己泡到全身大汗的程度。

明白了"冬藏"的含义，大家就知道了冬季养生要和缓，避免过

度出汗，不要频繁使用刮痧、拔罐等泻的手法，以免阳气过度脱失，
影响健康。

冬季寒邪当令，易袭人体致病

中医中的六气——风、寒、暑、湿、燥、火，每一气都会有主令的时节。冬季是"寒"主令，易伤害人体阳气，从而引发人体的很多疾病。

汉代有本著名的医书叫《伤寒论》，里面就提到了由寒邪引起疾病的多种治疗方法，既然能书写成册，说明寒邪造成的疾病有很多。

寒邪这么厉害是由它的特性决定的。

第一，寒为阴邪，易伤阳气，造成人体阴盛阳衰。

自然界中的万物生长都靠太阳，有了太阳的照耀和温煦，才能欣欣向荣。人也存在于自然界中，也同样需要阳气的温煦才能健康，人体的体温、内环境才能平衡，才能气血调畅。

而冬季的特点是温度低，相对而言寒邪亢盛，寒邪最容易损伤阳气，如果人体的阳气受损，那么气血流通、脏腑功能都会出现问题。因此，冬季预防疾病最重要的就是抵御寒邪，增加阳气。

第二，寒邪的另一个特点是收引凝敛。

《黄帝内经》中讲道："痛者，寒气多也，有寒故痛也。"人体的腠理、毛孔、筋脉受到寒邪侵扰都容易收缩、牵引、拘挛，造成气血不能流通，不通则痛，因此，寒邪造成的疾病容易产生疼痛。

而筋脉的牵引、拘挛、收缩又会导致多种内脏的疾病。例如，寒邪侵犯于心，造成心阳不振、血脉拘挛，就会导致冠心病、心梗；寒邪入里侵袭胃，会造成脘腹冷痛、大便稀溏，还有性功能减退、筋骨萎软、腰膝酸痛、形寒肢冷等。

古代大量的医书均有记载寒邪的可怕之处，说明从很早医家就开始重视寒邪对人体的伤害了。相应地，很多抵御寒邪的办法就产生了。

除了我们常用的借助外源物的燃烧产生热量、增加衣物、减少外出、淋热水浴、泡脚之外，中医的艾灸、穴位贴敷、饮用药酒等方法在抵御寒邪方面也颇有效果，大家不妨试试看。

药酒、药膳都能抵风寒

刚才我们讲了，冬季寒邪当令，大家需要通过各种各样的方式来保暖御寒，像泡脚、增添衣物、运动、使用暖气等。除了这些常规办法，这里我要给大家推荐两种食补的取暖方法。

首先是药酒。顾名思义，药酒的主要成分就是酒。中国的饮酒历史非常悠久，是最早酿酒的国家。当时的酒并不像现在这样作为助兴或者寄托情思的饮品，而是作为一种药物来使用的。

早在《黄帝内经》中就有专篇论述酒的治疗作用："自古圣人之作汤液醪醴者，以为备耳……"所谓醪醴就是甜酒，用来干什么呢？"邪气时至，服之万全"，只要生病了就可以喝。

酒为什么可以治病呢？因为酒是用粮食做的，被称为蔬谷之液，汁清、味苦、性热，形象地说明了酒的特性，质地清澈，味道甘苦，性质温热，并且像烈马一样能走窜发达。所以酒能够升阳气、散寒滞、开郁结、通经络、行血脉、暖脾胃，还有一个作用就是避讳，祛除毒瘴之邪，另外，适当饮用还能够美容养颜。

随着时间的推移，我们祖先慢慢认识到，酒和别的药物一起组成药酒，可以更好地治疗疾病。现代科学研究能够帮我们更好地证明这一点。

我们的药物通常都是用水来煎煮的，而酒里的酒精比水的溶解度高，是非常好的半极性溶媒，可以把中药中的有机酸、碱、糖等有效成分充分溶解到酒液里，并且性质稳定，不易变质。

药酒是一个很笼统的概念，我们放入不同的药材就可制成不同的药酒。比如补益类的八珍酒、强筋壮骨的虎骨酒、延年益寿的人参鹿茸酒等。虽然药酒的搭配种类这么多，可以根据酒的性质配合不同药物，但是冬季喝药酒最突出的作用就是抵御风寒。

寒邪侵袭人体，会出现怕冷、头疼身重、食欲减退、四肢不温、胃痛而喜温喜按、腹胀、大便稀溏、畏寒喜暖等症状，而酒的特性刚好能够缓解寒邪侵袭引起的各种症状。

药酒不仅适合男性来补肾温阳，还适合女性补气养血。不过，针对不同体质的人，药酒的配方和服用方法是有区别的，这一点大家要注意。

除了饮用药酒，这里再给大家介绍一道健脾补肾的药膳——巧烹双鲜。这是我常用的药膳，主要用到鸡蛋2枚、韭菜200克、河虾250克、生姜20克。其中鸡蛋能养阴补血、安神除烦；韭菜又称"起阳草"，能够温补肾阳；河虾甘温补肾，对于肾阳不足的腰膝酸软是非常有好处的。

具体做法是：先将2枚鸡蛋加少许水淀粉打散，炒锅中放入底油，开大火，将蛋液倒入锅中炒散，盛出备用；再将韭菜切段，平铺在盛出的鸡蛋上，让它先接受一点热气；在韭菜上调味，倒入一勺酱油、适量盐、适量白糖腌制备用；然后将河虾洗净装盘，放入适量料酒去腥。再次起炒锅，放入适量底油，爆炒河虾3分钟，放入适量生姜，煸炒几下，下入鸡蛋、韭菜，炒熟即可。

韭菜补肾阳的作用非常好，但是很多人吃了韭菜会觉得胃部不适，这道巧烹双鲜中用了生姜，能够防止韭菜导致的胃部不适的症状。而且河虾与韭菜、鸡蛋的搭配，又使得这道菜味道非常鲜美，可以增强大家的食欲。

冬日进补第一药——蜜炙黄芪

冬季天气寒冷，消耗的能量较多，老百姓到了冬季都喜欢补一补，有一句俗语叫"冬季进补，来年打虎"。大家都认为冬季补得好，来年一年都精力充沛。

于是，冬季大家通常会吃羊肉、牛肉等热性食物来进补。可还是有很多人到了冬季会出现气短乏力、食少便溏、怕冷、易腹泻、盗汗、易感冒、尿少、水肿等问题。怎么回事呢？今天就跟大家聊一聊冬季进补的问题。

其实，冬季确实应该进补。中医认为，人也是自然界的一部分，一样要顺应春生、夏长、秋收、冬藏的自然规律。由于冬季天气寒冷，所以我们要收敛闭藏。藏什么呢？要藏人体的气、血、津、精、液等物质，尽量减少消耗。

由于冬季闭藏的特点，所以这一时期进补，可使能量更好地留存在身体内。而且在这些物质中，最应该补充的就是元气。

气的盛衰决定着人的寿命长短，元气能够推动、激发、温煦人的器官、脏腑。元气充足，人的身体才能强健，如果元气虚衰，则百病丛生。正应了古人说的"气聚则生，气壮则康，气衰则弱，气散则亡"。所以我们在冬季最应该补充元气。

要想补充元气，首先应该了解元气的成分。

元气的来源主要有三个部分。第一部分是来自父母的先天之气，是天生的；第二部分是来源于脾胃消化吸收后得到的后天水谷精微之气；第三部分就是我们通过肺部从大自然吸入的清气。这三部分共同组成了元气。

组成元气的这三个部分中，先天之气在我们出生的时候就已经定下了，很难改变。我们最好的补充途径就是通过后天脾胃来补充。这也与现代的医学观念相符合。世界卫生组织认为，人的先天因素对人体健康的影响占15%，更重要的是后天的摄取，以及社会环境等因素。

那么我们冬季进补的重点就落在了通过饮食补元气上。这里给大家推荐一种很好的补气中药材，明代李时珍在《本草纲目》中称之为"补药之长"，这味药就是黄芪。我经常跟病人说黄芪是冬日进补第一药。

黄芪之所以在补气药中备受医家推崇，源于其自身的药效。黄芪能补中益气，能很好地健脾，通过增强脾胃功能，来达到补气的作用。另外，黄芪能补全身之气，增强脏腑组织的功能。那么什么人最适宜应用黄芪呢？

可以说，只要气虚，就能用黄芪来补益。只要有神疲乏力、少气懒言、声低气短、舌淡脉虚、食少便溏、咳嗽、气喘等气虚症状，就可以用黄芪。

这里还要提醒大家，黄芪在临床上主要有两种，一种是生黄芪，另一种是蜜炙黄芪。这两种黄芪在功效上是有区别的，生黄芪补气利水的功效更强，而蜂蜜本身就是补气药，蜜炙黄芪健脾益气的作用更好，所以冬季进补最宜使用蜜炙黄芪。

冬季寒冷，适宜食用汤水类的食物，直接将黄芪加入肉汤中炖，或者直接用黄芪煎水熬粥就能起到很好的保健作用。黄芪的用量为每人每天10克左右。

黄芪虽好，但不是人人都适宜的，如果有牙痛、肠燥便秘、咽喉肿痛、心烦失眠等明显热象的，就不适宜使用黄芪了。

用好北沙参，冬天不干燥

北方的冬季除了严寒，还有一个特点就是干燥。我们经常说燥邪是秋令的主气，但是现在由于气候变暖，室外空气干燥，再加上北方室内有暖气，空气中的水分过量蒸发，使人感到口干咽燥、鼻腔干燥、皮肤瘙痒、燥热等，我们称之为"冬燥"。

大家回忆一下，可能就有明显的印象。有的冬季较往年暖和，且一连几个月不下雨雪，这种天气最易导致温燥的形成，温热邪气消耗人体津液，人体容易表现出烦热、干燥、口舌生疮，甚至发热、干咳无痰等症状。

出现这种情况，我们可以使用一些药食两用的食材，经过进一步加工来达到滋阴润燥的效果，我给大家推荐的是北沙参。

北沙参味甘，性凉，归肺、胃经，能润肺化痰、养阴润燥、益胃生津，对冬燥的肺胃热盛尤为适宜。

另外，北沙参也是参类药，"诸参皆补"。北沙参在生津降火的同时还有补益的作用，并且北沙参口味甘甜，更切合我们保健养生的宗旨，搭配梨皮就能轻松制作一道润燥饮，在干燥的冬季养阴润肺。

润燥饮主要用到鲜北沙参30克、鲜梨皮10克，加入适量清水煎煮15分钟，即可代茶饮用。如果没有鲜北沙参，也可以用干品代替，我们可以取10克北沙参饮片浸泡半小时后与梨皮同煎。

如果有明显的冬燥症状，可以每天饮用，若连服一周症状仍没有改善，就要及时就医；如果冬燥症状不明显，仅作养生保健用，我们每周服用两到三次即可。

北沙参不但根茎具有滋阴润燥的作用，其叶子也能达到相同的效果。

北方人常说"好吃不过饺子"，尤其到了冬季，家家户户都要包饺子。我们可以将北沙参的叶子收集起来，配上具有凉润效果的猪肉，共同剁成馅儿，包成饺子来吃，既美味又养阴润燥。

这里需要提醒大家的是，北沙参润燥效果虽然好，但是毕竟属于凉润之品，风寒咳嗽、脾胃虚寒的病人要忌用。

冬季护肺润燥巧用梨

　　冬季是呼吸系统疾病高发时节，很多人都愿意喝点梨汤，也都会在家中炖点梨汤，但是你的梨汤真的做对了吗？今天我们要讲的主题就是梨。

　　梨在中医中具有化痰、润肺、清火的功效，冬季炖梨汤喝，能起到润肺的功效。但是梨的药用价值基本在梨皮，入药部分也是以梨皮为主，可是我发现很多人在熬制梨汤的时候，都是去除梨皮来熬制的。所以这里要提醒大家一点，熬制梨汤的时候，需要带着梨皮煮，因为梨皮止咳润肺的作用比梨肉更强。

　　梨皮自古以来就是入药用的，有一个古方叫作桑杏汤，其中就用到了梨皮，治疗温燥咳嗽、干咳少痰、喉咙干痒、痰黏难咳出等症状，效果很好。

　　吃梨可以缓解两种类型的咳嗽，一种是燥热导致的咳嗽，另一种是阴虚导致的咳嗽，这两种咳嗽有它们各自的特点。

我们先来说说燥热咳嗽。燥热咳嗽主要临床表现多是干咳，少痰或者无痰，头痛发热，口干口渴。

阴虚咳嗽也有干咳的症状，咳痰的量也很少，有时候也没有痰，口渴，发热，但是这个发热与燥热咳嗽的发热很不一样，阴虚咳嗽发热多出现在下午或者晚上，而燥热咳嗽的发热不受限于时间。

上述的两种咳嗽，都能通过吃梨得到很好的缓解。当然在选择梨的时候也是有讲究的，熬梨汤首选雪花梨，再是莱阳梨，皮厚味道不那么甜的梨熬梨汤效果更好。

下面推荐两款适合用梨来熬制的靓汤。

第一款靓汤是姜枣梨皮汤。这款汤的主要原料是生姜、大枣、梨皮，做法是直接放在一起泡水喝，功效是调和营卫、生津润肺。姜枣之比是三片姜五颗枣，也可以根据自己的身体情况做出调整，比如说不能吃糖的朋友可以减少枣的用量，平时怕冷的朋友可以增加生姜片的用量。

第二款靓汤是二根梨皮水。这款汤的主要原料是梨皮、芦根、茅根。具体做法是芦根和茅根各5克，放入锅中，小火煮10分钟，加入梨皮泡水。功效是清热润肺、利咽、生津化痰。

让山药确保你健康过冬天

古人说："春生夏长，秋收冬藏。"说的就是在秋冬的时候，开始了一年的封藏。封藏得好不好，就决定了你来年一年的身体状况。这个封藏是像小动物在冬天的时候储备粮食一样，是必不可少的。

那么在冬天用什么来封藏效果最好呢？作为日常养生之用，我在这里给大家推荐一种食物，它同时也是一种药物，那就是山药。

中医讲，山药是一种平补的食物，是没有偏性的，属于平性，所以任何人都可以吃。同时山药的归经是归于肺、脾、肾三经，所以可以同时平补肺、脾、肾三脏。

那么冬天的时候，哪些人可以多吃一些山药呢？

第一种人是经常有消化不良症状的人，因为山药的功效是健脾，脾胃的功能强盛起来的时候，脾胃运化的功能也会跟着强大起来，脾胃运化得好，吃进去的食物就能更好地消化吸收。

第二种是平时容易感冒的人，因为山药有补气的作用，当人体正气充足的时候，就很难受到邪气的干扰而出现感冒这种疾病了。

第三种人呢，就是小孩子。这是因为山药的营养价值是非常高的，含有丰富的维生素和大量的微量元素。对于正在长身体的小孩子来说，平时吃点山药，既能够帮助消化，也能够保证摄入的营养，算是一举两得。

第四种人是孕妇和产妇。一般孕妇和产妇的身体状况是比较虚弱的，对于孕妇来说，她要有足够多的营养去供养体内的胎儿；对于产妇来说，需要尽快地恢复自己的体力。这两种情况都是可以用山药进行调补的。

第五种人是有高血压、高脂血症的人群。研究表明，山药能够有效地降低体内血液中的胆固醇，能够预防心血管系统疾病，还能够防止动脉粥样硬化，所以对于高脂血症、高血压病人来说，是很有帮助的。

以上这几种类型的人群，都是可以在冬天吃山药而达到冬藏的目的，平时也可以多吃一点。但是要提醒大家注意一下用量，尤其大家在吃补品的时候，不建议越多越好的，因为补得太多，脾胃不能及时运化，达到的效果可能还不如不补。补得多了，就郁滞了，所以万事还是要有个度啊！

冬季宜多食用"养生三宝"

坚果除了营养价值较高之外，还是天然的保健药物，特别是核桃、栗子和榛子，是人们冬季养生的最佳选择，被称为冬季"养生三宝"。

（1）核桃：补气养血的健脑干果

核桃是久负盛名的保健食物，在古文中有久服核桃可轻身益气、延年益寿的记述。核桃含有丰富的营养，具有强健大脑、补血养气、补肾固精、润肺止咳、化痰止咳等作用。现代医学研究证明，核桃富含B族维生素、维生素E，可防止细胞老化；核桃中的磷脂，有营养脑神经的作用，同时可以强化脑功能，增强记忆力，延缓大脑衰老；核桃中的不饱和脂肪酸有软化动脉的功效，可以预防心血管疾病；核桃中的维生素E和亚麻酸，也同样是人体最理想的肌肤美容剂，常食可滋润肌肤、黑化须发。

（2）栗子：补肾强筋的肾之果

栗子是我国特产，素有"干果之王"的美誉，是味道甘甜的美味坚果。中医认为，栗子性温和，有补肾壮腰、强身壮骨、健脾和胃、活血止血的功效。孙思邈说栗子是"肾之果也，肾病宜食之"，所以它尤其适合肾虚、腰膝酸软无力的人食用。栗子所含不饱和脂肪酸和维生素、矿物质，能防治高血压、冠心病、动脉硬化、骨质疏松等疾病，是抗衰老、延年益寿的滋补佳品。

（3）榛子：补脾益气的坚果之王

中医认为，榛子性平和，味甘甜，有调和身体、开胃进食、滋养气血、明目健行的功能，适用于食欲缺乏、体乏无力、身体消瘦、病后虚弱、视物不明等症状。榛子中富含的油脂可以使其所含的脂溶性维生素更易被人体吸收，对身体虚弱、病后初愈、易饥饿的人有非常好的补养功效。榛子含有丰富的单不饱和脂肪酸以及多不饱和脂肪酸，前者有助于降低血液中低密度脂蛋白，对防治心血管病有很好的作用；后者可以提高记忆力，改善视神经功能，因此榛子更适于脑力劳动者食用。

因为坚果的油脂量过高，食用过多对患有高脂血症、冠心病、动脉硬化、糖尿病等病的患者有害。此外，很多坚果在制作过程中，会添加各种香料和食盐，而这些香料中的某些成分会使大脑中的神经中枢系统兴奋，不利于心脑血管病人。而且食盐的使用，同样也会使心、肾的负担加重，导致血压升高。因此，老年人应限量食用坚果。

多吃糯米，温暖、滋补一冬天

糯米，又叫江米，是大米的一种，经常用来包粽子或煮粥。糯米含有丰富的营养，为温补强壮食物。中医认为，糯米味甘甜，性温和，入脾、胃、肺经，可以壮大人体的正气，食用后会感到浑身发热，能补养人体正气，起到御寒的作用。因此，人们适宜在冬季食用糯米。

糯米中含有丰富的蛋白质、脂肪、糖类、钙、磷、铁、维生素B_1、维生素B_2、烟酸、淀粉等，经常食用有益于改善因胃虚寒所导致的反胃、食欲减少等症状，也可缓解神经衰弱、肌肉无力、身体虚弱、精神疲惫等，还可缓解妊娠腹部坠胀等症状。糯米和当归、枸杞子等制成酒，具有滋补、健身和治病的功效，常饮有壮气提神、美容益寿、舒筋活血的作用。

糯米本身十分滑软柔润，非常适合中老年人的口味，因此是煮粥的佳品。可以将糯米和红糖熬成粥，具有补血去湿、止胃部寒冷疼痛的功效。如果用枣红糯粉等调成糊类，给孩子吃可治疗小儿营养不良。用枣红糯酿酒，具有补血养血、滋补强壮的功效。云南等地生产的紫糯米，又称为"接骨糯"，可将接骨糯加在治疗跌打损伤的中草药中，然后敷在伤处，有良好的接骨效果。用水煎服糯米根，可治疗体弱多汗、肺结核、盗汗、传染性肝炎、慢性肝炎等虚热证。

糯米虽好，但是食用时需注意：糯米性黏，不易消化，因此不宜一次性食用过多。老年人、儿童和病人都应谨慎食用。糯米年糕不论是甜是咸，它的糖类和钠的含量都很高，患有糖尿病、体重过重或其他慢性病（如肾脏病、高脂血症）者一定要注意控制食用量。

治冬季感冒请喝"三汤一饮"

冬季天气寒冷，这个季节人体容易感受外界寒邪而染上风寒，即我们常说的感冒。在风寒感冒刚开始时，主要表现为头晕，头发沉，头疼，怕冷，四肢乏力、酸楚发紧，身体发热却没有汗，同时还伴有鼻塞、流清鼻涕等症状。病人的痰中有轻微的白色，舌苔泛白。治疗这种感冒主要以温和为主，下面的三种汤和一种代茶饮品对治疗感冒、缓解症状都很有好处，不妨试一试。

（1）姜蛋汤

准备生姜片50克、鸭蛋2个、白酒20毫升、精盐少许。鸭蛋磕入碗中，打散。烧一锅沸水，放入生姜片，倒入鸭蛋液，边倒边搅拌均匀，再加白酒、精盐，煎煮5分钟即可。吃蛋喝汤后，盖被休息，可以很好地防治冬季感冒。

（2）银花肉片汤

准备鲜金银花30克，瘦猪肉100克，精盐、淀粉各适量。猪肉切成片，放精盐、淀粉和适量水，拌匀待用。锅内放2000毫升水，煮沸后，肉片放锅中煮熟，再放金银花煮1～2分钟即可。适用于感冒发热，口渴想喝水，小便黄少者。

（3）香菇鸡汤

准备白条鸡1只，香菇250克，精盐、葱、姜、料酒各适量。白条鸡洗净、剁块，汆烫后放入炖锅，加适量水、葱、姜、料酒等调料，盖上锅盖炖40分钟，然后放入香菇和精盐，继续炖20分钟即可出锅。反复感冒、出汗较多的气虚病人，可以加入10枚大枣一起炖汤食用。

（4）黄芪乌梅饮

准备黄芪10克、白术6克、防风6克、乌梅1个。所有原料放入保温杯中，开水冲泡10分钟，当茶饮用，喝完后再倒开水。一天一剂，可防治感冒，增强抗病能力。

除了上面介绍的三汤一饮，还可以将食用小苏打用凉开水配成6%的水溶液，每次滴入鼻中2～3滴，或用棉签蘸取擦于鼻孔，也可以预防感冒。

冬季暖背、捶背大有裨益

人体背部有许多穴位，是内外环境的通道。背部受冷刺激会通过穴位影响到肌肉、骨骼及内脏的功能，导致人体发病。在冷风萧瑟的冬季，对老年人来说，暖背显得格外重要。老年人的脏器正逐渐老化，阳气衰弱，通过暖背可以防止背部受寒，帮助老年人安全地度过寒冬。尤其是患有心脑血管病、支气管炎、哮喘、风湿性关节炎、过敏性鼻炎、胃和十二指肠溃疡的病人，对背部进行保暖就更加重要了。

在冬天老年人应特别注意穿着，最好在棉袄内穿一件紧身的棉背心。还应该常捶背以刺激背部经络，起到行气活血、舒经通络的作用。背部脊柱为督脉所在，脊柱两旁是足太阳膀胱经，共有53个穴位，捶打刺激这些穴位，可起到治疗某些疾病的作用。背部是人体健康的屏障，如果背部受寒，易引起心肺受寒，诱发冠心病，同时还会导致气管受寒，从而发生气管炎、支气管哮喘，甚至引发肺炎。严重时还会引起腹痛、腹泻，受寒较重时还会引发肾炎等疾病。

捶背可以很好地刺激穴位，暖和背部。接下来向大家介绍几种捶背的方法：

（1）拍法和轻击法。拍法沿脊柱两侧进行，用虚掌拍打；轻击法用虚拳叩击。手法宜轻不宜重，捶打的动作要协调，节奏均匀，着力要富有弹性。捶背时，可选择舒适的姿势从上而下或从下而上轻拍轻击。

（2）自身捶打和他人捶打。自身捶打时，坐立位都可，两手握拳在背后，由上至下沿脊背轻轻捶打。捶打时身体稍向前倾，拳到可达到的最高部位，再由上至下到腰部，连续捶打5～10次；请别人捶打时，可取坐位或卧位，捶者手握成空心拳，用腕发力，刚柔快慢适中，动作要协调。捶背的速度以每分钟60～100次为宜，以不痛为度，每日1～2次，每次捶背时间以30分钟为宜。

捶背时可用力度较轻的虚掌。由于肩部的肌肉比较结实，易出现肌肉劳损、酸痛肿胀，可用力度稍强些的空心拳。需要注意的是，最好不要捶腰椎部，以防力度过大造成椎体的损伤。捶背用力的大小以捶击身体震而不痛为宜，捶打速度也要快慢适中、刚柔相济。

捶背也应根据自己的具体情况而定，患有严重心脏病、尚未明确诊断的脊椎病变及晚期肿瘤病人，不宜进行捶背，以防加重病情或发生意外。但是可以在家人的帮助下，通过擦背来暖和背部。做法是：五指并拢，用手指和掌在背部正中及脊柱两侧反复揉擦。在刚开始的时候时间不宜过长，可逐渐延长时间，以皮肤发热、感觉舒服为度。每天早晚各做一次，以不要损伤皮肤为佳。

捶背是一种非常简单的健身方法，但对健康却是非常有益处的。
捶背的力量和速度都是有讲究的，否则就会适得其反。

每天中药泡脚半小时，保冬季安康

中医认为"人之有脚，犹似树之有根，树枯根先竭，人老脚先衰"，所以我们要爱护自己的双脚。古人云："春天泡脚，升阳固脱；夏天泡脚，祛湿除暑；秋天泡脚，润肺濡肠；冬天泡脚，丹田温灼。"可见泡脚是适合一年四季的保健方法。尤其是在冬季，"热从头生，寒从足入"，就更应该好好泡脚来帮助身体赶走寒冷了。

泡脚的最佳时间是在晚上，尤其是睡前。泡脚后血液循环加快，身体变暖，有助于促进睡眠。我们可以选择用电的足浴盆热水泡脚，可以保温，还可以水流按摩，家庭使用十分方便。如果使用中药来泡脚，则最好选择木桶。每次泡脚10～30分钟，以觉周身微热，后背感觉有点潮湿，或额头微微出汗效果最佳。泡脚的同时，可以自己按揉足三里穴、涌泉穴等保健穴位，能促进人体气血运行，保健防病。

使用中药泡脚，气虚的人可选用党参、黄芪、白术等补气血的中药；高血压病人可以用菊花、枸杞子、桑叶、桑枝、丹参等和少许冰片煎成药汁来泡脚；需在冬季活血补肾的人可选择当归、赤芍、红花、续断等；有的人在冬天容易皮肤干燥、皲裂，可选择桂枝、银花、红花等中药。上述这些中药各取15~20克，用砂锅煎煮，然后将煎好的药液去渣倒进桶里，再加热水，每天浸泡30分钟即可。泡脚时可准备一瓶热水，水温低了就倒进泡脚盆一些热水，使水温始终保持在38~43℃为宜。

泡脚后，脚心相对，双手用力握住小腿肌肉向外翻揉，上下反复翻揉直至小腿发热，这样做有补肾气的作用。

同时还要注意饭后半个小时内不要泡脚，否则会影响胃部供血。泡脚后也不要马上入睡，应趁双脚发热的时候揉揉脚底，及时穿好袜子进行保暖，等到全身热度缓缓下降后再入睡，会达到更好的效果。

第二部分

五脏调和有妙方]

　　我们总说养生，其实养生养什么呢？养的就是五脏。身体健康不生病的关键，就是五脏功能的调和。五脏功能都正常，兢兢业业地工作，人体才会气血旺盛、神清气爽。但是，脾、心、肝、肺、肾这五脏并不是孤立存在的，它们之间相生相克，相互影响。这就意味着我们在调养五脏的时候，也要有整体观，要着眼全局，才能使得阴阳平衡，百病不生。

第五章
养心的妙方

心的重要性不用我强调，一旦心出问题，那都是大问题，所以我们养心的关键就是一个"养"字，比如，睡好子午觉，不要情绪过于激动，借助红色的食物来强心养神，等等。除了平日注意养护，我们还要密切关注任何表明心有问题的症状，一旦出现端倪，就要早日调养，避免以后出现大麻烦。

养生关键在养心，养心用丹参

心脏在西医里属于循环系统，人体通过心脏的收缩与舒张运动，将血液运输到身体的各个部位。所以心脏在西医里面是举足轻重的，一旦心脏出了毛病，那么血液循环系统就会受损，血液就不能源源不断地送到身体的各个部位，人就会出现休克甚至死亡。

在中医里心脏也是很重要的器官，中医讲究心为五脏六腑之大主，大主就相当于心脏能够成为五脏六腑的统帅之意，所以在中医看来，心脏也是处于支配地位的。

　　认识了心脏在西医里和在中医里的作用，大家就能知道，我们所说的养生最主要的其实就是能够保证心脏的血液能够源源不断地输布，其实养生的关键就是养心。

　　谈到养心，有一种中药效果是非常好的，那就是丹参。中医讲究"一味丹参饮，功同四物汤"。什么意思呢？这句话的意思就是说，只用丹参这一味药，就能起到像四物汤这种组方所起到的作用。

　　那么四物汤是什么样的药物呢？四物汤是由熟地黄、芍药、当归、川芎四种中药组成的一种组方，是补血的基础方，同时还能活血，能够起到补而不滞的作用。刚刚我们说的"一味丹参饮，功同四物汤"，指的就是丹参这一味中药，就能起到四物汤的效果，所以丹参是很了不起的一味中药。

　　现代相关药理学研究表明，现在很多的活血药物，其作用都达不到丹参提取物的作用，对于心脏的促进作用，也很少有比得上丹参的，所以丹参现在被作为心脑血管疾病的主要用药。

　　平时在家中日常保健，我们就可以用丹参。一般选择丹参切片，用法就是每天煮10克左右代茶饮，可以长时间坚持，对心脏是有好处的。

　　这个小方子我自己是试验过的，由于工作压力，我之前也有心慌、心悸的表现，后来我就用丹参调理，每天煮点丹参水喝，效果还真是比较好，以前心慌的时候睡觉都成问题，现在夜里睡觉的时候听到声音一般也不会心慌，丹参养心的功效可见一斑。

　　除了用药物来辅助养心之外，日常生活中的一些习惯也能够养心，比如睡午觉的习惯。中医讲究中午的时候（11点到下午1点），是心经比较旺盛的时候，也是心经循行的时候，这个时候睡觉，就能够起到养心的作用。

养生即养心，养心在日常。希望大家不仅仅学会用丹参调理心脏这一种方法，中午休息这种方法也是非常好的。养心贵在坚持，时间久了，你自然会养出一颗好心脏。

心脏好不好，看脸就知道

中医讲"有诸内必行于诸外"，身体内部出现问题都会在体表有所反映。作为人体的重要器官，心脏的疾病往往比较凶险，所以越早发现迹象越好。今天我就教大家如何从面部五官上的一些反映，来看出心脏的问题。

第一，我们可以拿起镜子照一照自己的舌头，心开窍于舌，舌头是心脏的一个反映区。

如果舌头是红色或者淡红色，舌苔是黄腻的，就说明有心阴虚、心气不足的表现，这种舌象的人容易有心脏方面的问题。黄苔说明脾胃运化功能不好，湿气重，湿气郁结于体内，不能蒸腾于外，日久就会化热，形成了湿热，因此舌质是红的，说明有热。热重就会耗伤人体心血及心的阴液，把心脏原本的阴液蒸发掉了，心气就不足，心脏功能就会变差，就是我们中医常说的心阴虚了。除了舌象，还会有心悸气短、身体燥热、面红、易发怒、失眠多梦等症状。

看完舌苔，还需要看舌下，大家可以把舌头卷起来，舌尖轻点上腭，看舌下有两条竖行的平行的静脉。如果静脉暴张的话，就说明心气虚了。心气不足，气血不畅，导致瘀血阻络，舌下静脉就比较粗壮，颜色也比较深。

第二，我们可以观察鼻子。在山根，也就是两眼中间、鼻子凹陷的部位，我们可以通过一些反映判断心脏有无疾病。

古人认为，山根是心的一个反映区。"头为诸阳之会"，很多经络都会通过头面部，因此面部能反映身体的很多问题。鼻梁是我们的手少阴心包经走行的地方，当心血瘀阻，或心气不足时，气血鼓动无力，就会形成一些标记。

我在临床上观察了很多心脏病病人，很多人都会在山根处有横纹。这些横纹有长的，有散着的零星短横纹，出现这些就表明我们的心肌供血供氧不好了，中医讲这就是心阳虚的表现。当我们的心阳不足时，阳气不能向上升发，不能提供养分来濡养所行之处，就形成了横纹。

这里要说明一点，我们很多老年同志因为年龄大了肌肤松弛，导致皮肤堆叠在一起所形成的横纹，这种横纹一般是少量的，不会像心阳虚的横纹那么明显。

心阳不足的病人通常还伴有长吁短叹、气短、胆怯、盗汗、胸口憋闷等症状。

第三，我们可以看耳垂。心脏有问题的人，可能会在耳垂处有竖行的皱褶，轻的不连续，呈浅痕状；重的可以呈一条痕迹明显的竖线。

　　这是中医通过大量临床经验总结出的一个冠心病的反映区，我们发现，冠心病病人或者心脏不好的人会在这一区域有皱褶，现代医学也证实了这一点。

　　经我们临床观察，大多数心气不足、心阴虚的病人会表现出耳垂的皱褶。这是因为心阴虚阴血不足，或心气虚无力运行血液，导致心脏气血瘀滞，微循环变差就表现在皮肤上。现代医学也认同这一说法，将这条皱褶称为"冠心病沟"。耳垂作为末端部位，是一种既无软骨又无韧带的纤维蜂窝样组织，只有一些细小的毛细血管，很容易受到缺血缺氧的影响，当血液供应不足时就会产生局部收缩，从而出现皱褶。

　　前面简要介绍了识别心脏问题的方法，希望大家能掌握这些知识，平日里多注意观察自己和家人，不要错过身体给我们发出的小警报。

情绪不佳，心首受其害

人有情绪是本能，但控制情绪却是一门本领，我们完全可以通过后天的学习来提高对情绪的管理能力。

但是，很多时候情绪波动大都是因为身体健康出现了问题。比如，孕产期、更年期，或者骨折、外伤、手术的病人特别容易生气、抑郁，这时就要针对根源对症治疗。

从中医来讲，情绪的波动对五脏六腑都会产生影响，在这些脏腑中最易受影响的应该是心。中医关于心的认识与西医不同，中医的心除了主血脉之外，也对应了一部分现代西医中的大脑的功能，这个重要的功能就是心主神志。

所以精神、情绪、理解、记忆、情感等都是心所主管，情绪的波动对心的影响最为剧烈。如果本身就有心血不足等症状，出现情志问题的可能也更大。

我遇到很多这样的病例，有些女生爱美就拼命减肥，结果瘦下来以后却出现了注意力不集中、无心工作学习、情绪低落、精神抑郁，甚至闭经等问题。这就是减肥导致摄入的营养不足，难以供给日常生活所需，不能化生血液滋养心神造成的。

心血不足主要表现为面色苍白、唇爪舌色淡、头晕乏力、心悸、失眠多梦、惊悸健忘、悲伤欲哭等。出现这些症状的人更容易受到情绪的影响，从而对身体造成伤害，所以心血不足的人尤其需要注意自己的情绪。

同时这也就意味着，我们可以通过养心血来调整情志的问题。这里有一个代茶饮的小方子——养心茶，能很好地养心血、安心神。

养心茶的主要药物成分有枸杞子5克、黑桑葚5克、桂圆肉5克。将这三味药放入杯中，加入开水闷泡5分钟即可，可反复冲饮。这是一人一天的量，可以长期饮用。

桂圆肉性温，味甘，有益心脾、补气血的作用。这里我要强调一下，很多人说吃桂圆上火，其实血虚的人食用桂圆是不会上火的。说它上火是因为桂圆肉较甜，甜味助湿生痰，因此痰湿盛的人食用桂圆会导致痰湿更盛，阻滞气机，从而气郁化火。枸杞子性平，味甘，归肝、肾、肺经，有补益肝肾、益阴养血的作用。黑桑葚性微寒，归心、肝、肾经，具有补血滋阴、生津润燥之效。三味药配伍补血养阴，使阴精旺盛充养心血，而且性质温和不易上火。

这道养心茶用的药物都是药食两用的食材，只要没有腹胀、上火等不适，就可以长期饮用。心血得养，情绪自然不急不躁。

谈一谈"急火攻心"

急火攻心，是我们常常听到的一个词语，那么急火真的能够攻心吗？今天我就给大家讲一讲急火攻心的案例，以及针对心火旺盛的日常调理方法。

有一个老年男性的病例，给我留下了深刻的印象。当时老人得知儿子病重的消息，突发心律失常，心跳突然加速，可以达到每分钟180次之多，差点休克死亡。这就是急火攻心导致的。

那么为什么会急火攻心呢？拿上面的例子来说，中医讲究气有余便是火，上面的老人家由于得知儿子病重的消息，一下子着急，产生了火，心火旺盛就会导致心动过速，还可能引起房颤、变异性心绞痛等危险的心脏病症。

通常心火旺盛的症状与季节没有关系，主要与情绪有关。经常喜欢思虑的人，容易着急上火的人，都容易出现心火旺盛的证候。

那么心火旺盛有哪些表现呢？首先在面颊上就会有体现，这种体现的表现方式就是红血丝。在中医里，脉管是受心脏控制的，当心火旺盛的时候，脉就会显露出来，也就是红血丝。那些爱美的女性，想要治疗红血丝，最好还是从养心入手。

除了红血丝之外，还有不少火热邪气所特有的症状，比如病人会出现皮肤干裂、舌苔黄、舌尖红、面红耳赤等主要表现。心火严重的病人，会出现心火下移小肠，从而出现小便黄赤，还会出现大便干结等症状。

针对心火旺盛的病人，我给大家推荐一种简单的方子，叫作栀子莲子汤，主要的药材是栀子10克、莲子10克、淡竹叶10克、甘草5克，上述药物，前三种都是用来清心火的。其中的莲子一定要是带心的莲子，莲子心清心火的效力比较强。最后一味甘草的作用是调和上述诸药，同时还能防止上述的药物比较寒凉使身体受凉。

准备好这些药物以后，我们可以拿来煮水喝，最少喝一周，轻度心火旺盛的病人一般喝两周左右就可以见好。如果两周没有调理好，那么最好去医院找医生仔细看一看。

这个方子也有不适宜的人群，因为该方子使用的药物都是比较寒凉的，所以针对脾胃本身就虚寒的人来说是不宜使用的。

除了用方子进行调理，还可以在日常养生中用莲子粥进行调理，因为莲子有很好的清心火的作用。当然这里面的莲子也是需要带心的，每日用20克左右的莲子泡水，泡发之后和大米、黑米等一起煮粥即可。

这里介绍的两种方法，大家可以根据自己的症状，还有自己对中药的耐受程度进行选择。其中，中药的方子效果比较迅速，莲子粥效果会缓一些。

心阴虚的症状和调理

现代人生活压力大，睡眠不规律，导致大部分人都有过心悸、气短的体验。这是为什么呢？

夜晚是阴血休养的重要时刻，如果不能进入睡眠休息状态，心阴就得不到回补，心阴不足，心脏无以濡养就会心悸气短。心阴耗伤，会导致阳气偏亢盛，进而出现火热的征象，例如身体燥热、面红、易发怒等。这在日常生活中非常常见，出现这些症状，就是心阴虚的表现，我们需要用药物进行调养。

针对心阴虚的病人，我们日常调理可以用这些药：酸枣仁16克、知母6克、茯苓6克、川芎6克、甘草3克。这五味药在抗衡心阴虚体质上有神奇的作用。我们心阴虚，就会导致阳偏旺、阴偏虚，用这五味药就能抑阳扶阴，使身体达到阴阳平衡的状态。

酸枣仁有收敛、安神、养心肌、补心气的作用。现代药理研究也证实，酸枣仁对心血管的补益作用相当大，同时，它收敛阳气的作用可以更快地促进阴阳平衡。甘草能补益中气，还能祛寒除湿，另外，甘草能调和诸药，是药中"国老"，也称"和事佬"，能调和诸药性味，使药性醇和。这里甘草和酸枣仁相配，还有更深一层的意义：酸枣仁为酸味，属酸味药；甘草带甜味，属甘味药。中医里讲"酸甘化阴"，酸味和甜味能生化阴液，两药相配相得益彰。

知母为寒性药，现代医学研究表明，知母有消炎败毒、清心肝之火、养心肺之阴的作用，对上炎之心火有很好的抑制作用；茯苓大家比较熟悉，它是药食同源的一种药，能淡渗利湿，还能补脾气，有祛除体内湿气的作用；川芎是血中气药，能行气、活血化瘀，因此能活血、化瘀、调气，对失眠、胸闷、女性月经不调都有很好的疗效。将这五味药按照上面的剂量，煎煮20分钟，代水喝，坚持2周就能有明显效果。

除了上面的方子，我再来教大家做一道改善心阴虚症状的药膳：枣仁蜜香肉。主要用到的食材有炒酸枣仁、莲藕、鸡蛋、瘦猪肉。首先将炒制过的酸枣仁用擀面杖擀破，加水煮5分钟，留取酸枣仁水；再将猪肉切大片，用刀背将肉拍松，加入3勺酸枣仁水、半勺料酒、半勺蚝油、一撮白糖、半勺生抽、少许葱姜蒜拌匀，加入淀粉糊化锁水；然后将莲藕切片，把腌制好的肉片平铺在藕片上，再在肉片上盖一层藕片，做成一个个藕夹；将做好的藕夹上锅蒸5分钟，倒入打散的鸡蛋液再蒸5分钟即可。

鸡蛋、瘦猪肉、莲藕都是家常养阴的食材，加入酸枣仁后安神养心的功效更为突出。

心阴虚的患者，严重的会发展出许多病症，例如冠心病、心肌供血不足、心功能不全等心脏方面的疾病，甚至还会有狂躁症、焦虑症等精神方面的疾病，因此，大家要引起重视。

中医讲"不治已病治未病"，我们要在疾病还未发展到严重阶段的时候就积极控制它，消除病因，拥有健康的身体和生活，所以在出现心阴虚端倪的时候，就要及早调理。

心阳虚的症状和调治

我们生活中有一部分人，总是无端地胆怯，心里没有缘由地害怕，或者特别容易受到惊吓。大家称这类人群"胆小"，但从中医里讲，这其实是心阳虚的一种情绪上的表现。

心阳虚的病人阳气不足，阳气就像人体的太阳，阳光照射能驱散阴霾、温暖身体、促进脏腑功能正常运转。中医讲"心主神"，心脏是主管神志的主要脏器，如果阳气不足，就容易出现害怕胆怯、心悸、思维迟钝等问题。同时，心脏是为全身提供血液的重要器官，心阳不足，无力鼓动，心脏泵血的功能就减退，从而出现胸闷憋气。阳气不足，身体失于温煦，就表现出怕冷。这些症状会在冬天天冷的时候加重，天热时稍有缓解。

在治疗上，我们可以遵循《黄帝内经》里面论述的"寒淫于内，治以甘热"。这句话说的是对于外界侵犯到人体体内的寒凉之气，或者人体内生的寒气，在治疗时可以甘热性味的药为主，这样能达到事半功倍的效果。因此，心阳虚的病人在治疗时要用甘、温的药。

我在临床上常用的小方子就是按照这样的理论配伍的：黑附子8克、山茱萸10克、炙甘草10克、干姜10克。

附子属热，能温阳救逆、祛除寒气；山茱萸味酸，能补肾养肝、收敛肝气、补养心气。据现代药理研究，山茱萸有明显增加心脏动脉血流灌注的作用，还能保护心肌，是一味非常好用的药；炙甘草能润肺、健脾、温中；干姜能温阳健脾，我们阳虚的人通常会一并出现脾胃虚寒的症状，例如不消化、便溏等，用干姜就能缓解这些症状。

虽然这个方子在临床应用时能有效地缓解症状，但大家在煎煮时要特别注意，因为附子有毒，所以我们要先将附子煎煮1小时，再放入其他的药材，共同煎煮20分钟，一共煎出150毫升，早晚分两次服用，1周为1个疗程。

因为这个方子煎煮比较麻烦，这里再给大家介绍一个较为简便易行的代茶饮：甘草3克、山茱萸3克、菊花3克。煎煮时注意凉水下锅，水开后5分钟就可以了，每天服用150～200毫升。

甘草和山茱萸在前面讲了，是温脾胃、养心的要药，再加上清热的菊花，正好能中和前两味药的燥性，达到阴阳平衡。这个护心茶不光是心阳虚的病人可以服用，只要是有心脏问题的病人，都可以用来改善症状。一般喝1个月就能感到症状有缓解。

护心茶对心脏是有保护作用的，药味少而精，药量也不大，应用起来比较安全，如果有需要，这个方子是可以长期饮用的。

两味药治疗气滞型冠心病

我有一位病人，是80多岁的老年女性，经常胸闷气短，情绪也特别不好，容易发脾气，面色比较暗，口唇是青紫色。来了以后说看过很多医生，吃过很多药，但效果一直不好。我给她开了方，主要就是用分心木与卧蛋草配伍，当然还有其他的药。老太太吃了一段时间症状大有好转。

复诊的时候老人家对方子里面的分心木和卧蛋草特别感兴趣，因为治了很长时间，"久病成医"，很多常用的药材也都认识，而方子里的像当归、川芎之类的药材是常用的，只有分心木和卧蛋草没有用过。我就告诉她分心木能行气止痛，配上卧蛋草有强心的作用，是改善她症状的"特效药"。

这位老人的症状就是"气滞"引起的，气滞证通常会两胁胀痛、胸脘胀满、胸胁窜痛、善太息、急躁易怒等。我们中医讲"百病皆生于气"，气血本来是在身体内顺着经络脉管走行，一旦生气或者情绪不畅，气的运行就会逆乱，就会表现出各种各样的症状，但涉及心脏方面，主要是以胸闷、气短为主。

我今天给大家推荐一道"护心代茶饮"，用的就是分心木6克、卧蛋草6克，我们将这两味药加上开水，泡10分钟即可饮用，这是一天的量。胸闷气短的病人可以经常饮用，对改善睡眠也有效果。

分心木，就是核桃果肉中间的木质隔膜，味道偏涩，中医里涩味具有收敛作用，通常可以用来治疗尿频、遗精、带下过多等症状。但我今天要介绍分心木的另一种功用，可以用来治疗心脏方面的问题，比如现在发病率很高的冠心病。

冠心病在早期的时候，心脏没有发生器质性改变，主要是以功能性改变为主，表现出胸闷、气短，感觉呼吸不是很顺畅。这种情况从中医来讲就是"气滞"，气的运行不畅。

心脏从解剖来看主要有心房、心室，由间隔隔开。分心木相当于核桃中的间隔，两者外形非常相似，中医讲究取象比类，以形补形，所以我们可以用分心木来理间隔之气。这也是我在临床多年总结的治疗冠心病胸闷的特别好用的药物。

卧蛋草大家可能听得比较少，但其实它在自然界中非常常见，经常长在河沟边上，或者比较潮湿的地方。卧蛋草主要走血分，能活血调气、流通血脉、活血化瘀。

这两味药一个走气分，一个走血分，刚好能调理气血，气血通则胸闷的症状就消失了。

除了这道茶饮，我们在家一旦出现了冠心病的症状，也可以揉按膻中穴、内关穴，能达到理气、宽胸、止痛的效果。

　　膻中穴是任脉上的一个穴位，它的位置在两乳之间，身体正中线的交接点处，本身具有调气、降逆、宽胸、利膈的作用。膻中穴是人体气的会穴，就是说人体的气都归膻中主管，而且膻中为宗气的聚集之处，因此可以调节气机异常。

　　内关穴在两上肢内侧，腕横纹上2寸，掌长肌腱与桡侧腕屈肌腱之间。主要功效有宽胸理气、和胃降逆、安神定志等。

　　按揉的时候可以用大拇指置于穴位上缓慢地下压，向一个方向揉按。一般按揉3～5分钟，胸闷、气短的症状能有所缓解。

　　这里要再强调一下，如果按揉穴位以后症状持续不解，就要警惕是否有心脏器质性的问题出现，需要及时就医，以免延误病情。

心肝火旺，送你两条"龙"

　　阴和阳在身体里保持着一个平衡的状态，当阴平阳秘的时候，人就不会生病，但是有些时候，由于各种原因，会出现阴阳不平衡的状态。在阴阳不平衡的时候，就会出现各种症状，其中比较常见也比较典型的就是心肝火旺。

　　肝属木，为风木之脏，正常情况下阴阳处于平衡状态。只有人受到外界各种因素影响，才会出现阴阳不平衡的情况。但是肝脏是风木之脏，如果受到情志等因素的影响，就会出现肝阳偏亢、肝气郁结，最后就会出现肝郁化火。如果是肝阴不足，就会出现阴不制阳，也会使得肝火旺盛。肝属木，心属火，肝为心之母，肝火旺盛的同时则会助生心火，从而出现阴阳失调。

　　心肝火旺的主要表现是：面红目赤、急躁易怒、眩晕耳鸣、头目胀痛、心悸、失眠健忘、口苦咽干、舌红、脉细数。这些症状大部分都是存在于成年人身上，而小孩子心肝火旺的症状表现得不是很明显，但是小孩子的很多肢体语言也可能是心火旺盛的症状，比如多动、冲动、注意力不集中。

心肝火旺与阴虚的症状相类似，在出现相应症状时应及时就医诊断，以免延误病情。

对于调整心肝火旺，这里给大家推荐两条"龙"，一个是龙骨，一个是龙胆草。龙骨生品能够潜阳安神，煅后能够收敛固涩，外用能够收湿敛疮。而龙胆草可以清热燥湿，还能泻肝胆火。

生龙骨和龙胆草二者能够同时降心火和清肝火，当心烦意乱、坐卧不安的时候，服用生龙骨和龙胆草能够平心火、清肝火，二者联合使用效果会更好。这两味药对于小孩子的心肝火旺也适用。

大家可以把这两条"龙"代茶饮，10克的龙骨先煮水，等水开后放入5克的龙胆草继续煮，煮好后当茶喝。等到症状消失的时候，就可以不服用了，因为龙胆草芳寒伤胃，不宜久服。

夏季比冬季更要防心梗

随着年岁增长，中老年人身上会慢慢出现很多健康隐患，其中最危急的就是突发的急症，例如心脏病、脑血管病等。

我曾经有一位病人，男性，45岁，十年间相继发生了四次急性心肌梗死，都是在夏季发病，第二次放置了两个支架，第三次因为梗堵面积较大，进行了心脏搭桥手术。

心肌梗死是冠状动脉不同程度的堵塞，导致心肌缺血、缺氧而引起的剧烈疼痛，医学上将这种疼痛形容为"压榨样"，病人有强烈的濒死感。这位病人反复经受这样的疼痛，身心都受到严重损害。

来找我看病的时候，他刚进行了一次体检，心脏搭桥的位置竟然又堵了，时常感到胸闷、憋气。马上就要进入夏季，病人非常担忧，对夏季产生了强烈的恐惧感。

大家都知道心脏问题无小事，像这位病人的情况，西医治疗心梗的手段基本都用上了，支架也放了，搭桥也搭了，心脏病还是反复发作。病人本身已经不知道该怎么办了，只好来求助中医，希望安然度过夏季。

后来经过中药调理，病人的症状明显好转，目前已经平稳地度过了三个冬夏。这里纠正大家一个说法，很多人都说冬季是心脑血管疾病高发的季节，所以只有冬季格外注意，到了天气转暖以后就不怎么重视了，这是错误的。

确实，冬季由于天气寒冷，血管收缩，容易使血流量减少从而发生心梗，但夏季更是心梗的高发期，诱发心梗的因素更多：

①由于天气炎热，大量出汗导致体内缺水，从而血黏度增高。

②高温会使血管舒张，周围循环的血流量增加，心脏的负荷加重，从而诱发心梗。

③夏季我们使用空调非常普遍，不论是自己家里还是公共场所都装有空调，当我们从室外到达室内的时候，会有明显的温差，这种巨大的温差最容易使血管受到刺激，突然收缩诱发心梗。

④夏季天气炎热，人的心情也容易焦躁激动，过于激动的情绪也是诱发心梗的重要因素之一。

现代流行病学的研究表明，在我国，夏季六到九月份发生心梗的人，占全年发病的63.2%。所以，到了夏季大家更要注意养护心脏。

接下来就是怎样养护的问题了。我们知道了夏季心梗的主要诱发因素，那么有冠脉血管病变的人到了夏季就要格外注意，要及时补充水分，不能过分贪凉，心情要保持和缓愉悦。

还有一点，就是随身携带硝酸酯类药物，一旦出现心前区憋闷不适，可以紧急服用这类药物，并求助周围的人拨打120。

那么我们有没有中医的预防保健办法呢？当然是有的。这里我给大家推荐一种水果，既美味，又能益气养血、疏肝理气、补肝养心。这种好东西就是桂圆。

有冠脉病变的人，经常会觉得心慌气短、胸闷、失眠等，桂圆刚好能补益心脉，只要没有明显上火症状，都可以食用桂圆。我教大家做一道与桂圆有关的养心小饼。

大家需要准备细玉米面200克、白面100克、白砂糖10克、泡打粉5克、黄油20克、玉米粒200克、清水30克、藕丁75克、胡萝卜50克、桂圆肉20克、鸡蛋1个。将所有的材料搅拌成稠糊状，热锅中放入底油，取适量面糊入锅两面煎熟即可。

这道养心小饼不但口味好，还能养心、除烦、益气，非常适合有心脏疾患的人在夏季食用。

第六章
调肝的妙方

　　和"养心"不一样，我们养护肝脏的重点不是"养"，而是"舒"。因为肝对应的是五行中的木，它的特点是喜欢自由自在地舒展、生长，最怕受压抑。所以，如果一个人经常情绪激动、烦躁不安，说明得舒肝了。现代人压力大，烦心事多，容易肝郁，所以大家最好能学会几道舒肝调气的小方子，及时平息肝火，才能让身心更轻松。

肝气不舒，百病丛生

　　疏泄是肝脏非常重要的一个生理功能，如果肝的疏泄功能调畅，就能推动气血津液的运行，荣养人体脏腑组织，维持其正常生理状态。

　　因此肝气的疏泄正常，对于我们的健康非常重要。而肝气不舒则百病丛生，治疗脏腑疾病，都要先保证肝之疏泄功能正常。

　　肝气不舒的人通常会有较为明显的表现，比如急躁易怒、爱发无名火，或郁闷悲观、口苦、嗳气、善太息、女性乳房胀痛等。

我这里有一个调理情绪的小茶饮，非常适合这一类人群在春季饮用，名叫郁金疏肝茶。

主要用到醋制郁金10克、炙甘草5克、绿茶2克、蜂蜜25克。将醋制郁金、炙甘草、绿茶加水1000毫升，小火煎煮30分钟，取汁放温后兑入蜂蜜调匀，代茶饮用，每日1剂。

郁金味辛、苦，性寒，归肝、心、肺经，有行气解郁、活血止痛、利湿凉血的作用。而"酸入肝"，醋制后能增强其疏肝解郁的作用。

另外，郁金是一种药食同源的食材，常被作为调味品应用，尤其是在东南亚地区使用更为广泛。咖喱粉中就含有郁金，所以郁金的使用是非常安全的。

通常有肝郁的人容易肝气横逆犯脾，导致脾胃不和而出现纳差、嗳气、吞酸等，炙甘草能健脾益气，搭配蜂蜜柔肝和胃，缓解肝郁气滞导致的消化道症状。

绿茶能平心静气、清热除烦，四味药搭配有疏肝解郁、利湿祛瘀的功效。这个茶饮适合爱发脾气的人。另外，春季非常适宜调养肝脏，健康人群在春季也可以适当饮用。

我们说的这些方法是帮助大家调节情志，更适合有症状但还没有达到疾病状态的人。如果是身体已经出现问题了，还是要尽快就医，在医生的指导下用药，再配合我们的调理办法，效果会更好。

肝郁气滞有哪些外在表现

　　最近有人来问我，看了一些养生保健的文章说，指甲出现棱状条纹就说明有肝气郁结的问题，这种说法是否准确呢？

　　我可以肯定地告诉大家，从中医来讲，指甲的确可以反映肝的状况。望诊是中医诊断中的一个重要部分，面部、五官等都能反映出脏腑的功能。指甲虽然是个小地方，但跟我们的健康是息息相关的，也能反映出身体的健康状况。

　　古文中讲到"肝在体为筋，其华在爪，爪为筋之余"。说指甲是筋的延续，也是肝的生理功能的外在反映点。我们可以通过观察指甲来判断肝气是否调畅、肝血是否充盛。

　　指甲上有棱状条纹，代表我们的气血供应不太好，肝气不舒，导致肝的气血运行不调畅，不能荣养指甲。所以指甲有棱角还真的能反映肝气郁结的问题。如果指甲不但有棱角还凹凸不平，就说明肝气郁滞较重。

除此以外，还可以看指甲颜色。正常的指甲呈粉红色，指甲光亮平滑。如果指甲颜色偏暗紫，说明存在肝气郁结或者肝血瘀滞的问题；如果指甲颜色偏淡，甚至发黄，就说明有肝血亏虚的情况存在。

指甲只是我们判断的一个方面，我们还能从很多方面来判断肝是否出了问题。比如眼睛、面色等。

"肝开窍于目"，眼睛是肝在体表的"窗口"，结合面色也能反映出肝气是否条达。面色偏暗、红或者偏紫，眼睛无神、眼花、黑眼圈、眼周色素沉着等症状，都与肝气郁结有相当大的关系。

肝为刚脏，主升发，喜条达、舒畅，肝气会升发表达在面部。肝气郁结，面部就会有晦暗、红紫等瘀象。肝郁进一步加重，面部气血不荣，毒素难以排出，就会形成色素沉着，例如老年斑、黄褐斑。

我有一位病人，男性，60多岁，有一段时间心情不好，睡眠也不好，接着就开始心烦意乱，喜欢发脾气，不到一个月瘦了10斤。他来找我是看失眠的，一进诊室我就注意到了他的面色，面色很暗，还透着青色。最后我给他的诊断就是肝气郁结。

肝气郁结除了我上面说的面色晦暗、色斑、情绪抑郁、指甲有棱角等，还会有其他脏腑表现。肝气郁结，反乘脾胃，就会出现食欲下降；肝气不舒，经络瘀滞，不通则痛，就会出现两胁胀痛；肝藏血，肝郁日久，气血不能升发输布至四肢末端，就会表现出四肢麻木。

还有情绪上的表现也很明显，经常闷闷不乐，不愿沟通交流，心中憋闷不舒，情绪抑郁焦虑等。肝郁则阳气不能升发散布，就会表现出乏力、无精神等阳气不足的表现，这种情况很容易被大家当作虚证来补阳气，通常越补越糟。

因为我们体内阳气本身是充足的，只是被郁结而不能升发，这时再额外补阳，不但不会改善症状，还很容易产生咽痛、头痛、目赤、耳鸣等上火症状。

我们通过这些症状就能判断自己是否肝气郁结了。如果有肝气不舒的表现，要及时到医院就医，请医生根据症状疏肝理气，进行调理。

调肝解郁三道小靓茶

肝郁会引起很多的症状，比如肝郁会引起腰痛，也会引起疲劳，还能引起尿频，那么当遇到这些由于肝郁引起的问题时，有没有什么代茶饮可以帮助我们缓解症状呢？今天我就给大家推荐三道适合治疗肝郁的靓茶。

首先介绍芍药甘草茶。这道靓茶可以治疗由肝郁导致的腰痛，肝郁腰痛总的治疗原则是疏肝理气、活血止痛。这道茶就用白芍和甘草这两味药。白芍味酸，养阴柔肝，缓急止痛；甘草味甘，益气补虚。两味药合用，酸甘化阴、缓急止痛，广泛用于各种疼痛，如头痛、胃痛、腹痛、腰痛等。

芍药甘草茶的做法很简单，3克甘草、15克白芍冲泡，代茶饮频频服用就可以。

第二道靓茶就是养血调肝茶。养血调肝茶主要应用于由肝郁导致的疲劳。因此，调肝是消除疲劳的最佳选择。养血调肝茶既可以疏肝理气、养血柔筋、缓解疲劳，还能够养颜美容，适合广大的女性朋友。

茶的主要成分是玫瑰花、代代花和枸杞子这三味药材。玫瑰花能够疏肝解郁、调理气血，也有美容养颜的作用；代代花能够缓解紧张情绪；枸杞子具有养肝血、柔经筋、补肾、抗疲劳、抗抑郁、增强免疫力的作用。

制作方法也比较简单，将玫瑰花2克、代代花2克和枸杞子5克，用300毫升至400毫升的热水冲泡，每天饮用两到三次来消除由肝郁引起的疲劳。

另一个可以代茶饮的方子叫作四逆散，肝郁尿频的人可以选用。方中用药为柴胡、芍药、枳实、甘草四味药。柴胡主要是调达肝木，疏泄肝气；枳实可以破滞行气，引气下行；芍药味酸，酸收柔肝；甘草甘缓和中。四种药材配伍能够柔肝，疏肝，调理肝气。

上述的三个方子都是调理肝郁的，肝本身体阴用阳，比较容易出现肝郁的问题，出现肝郁应该及时调理，每个方子的适应证我已讲了，所以大家可以根据自己身体的不同状况来选择。

气滞日久易生瘤，试试调气饮

癌症是一种离我们很近又很远的疾病。很多人的身边都有癌症病人，也经常听身边的人说起谁得了什么癌，所以它离我们很近；而每个人都会抱有侥幸心理，觉得自己不会得，属于"掩耳盗铃"式的感觉癌症离自己很远。

从一些不起眼的小症状到恶性肿瘤的发生，我们究竟忽略了什么环节呢？而什么是导致癌症发生的元凶呢？

首先，让我们先了解一下中医里癌肿形成的原因。中医认为，气的运行构成了人体生命活动的基础，正常情况下气在身体内的循行是非常和缓、流畅的，一旦出现情绪郁闷，或久坐久卧，气的运行不顺畅，瘀堵在身体的某个地方就形成了气滞。

在气滞的基础上，如果长期食用肥甘厚腻之品，就会导致痰热的形成，痰热与气滞逐渐在体内蓄积，阻塞于局部，又导致了瘀的形成。气、痰、瘀等毒邪长久地堆积在某一局部，就形成了肿块，也就是我们说的癌肿。

由此可见，肿瘤是在致病因素的长期作用下形成的，是由量变到质变的过程。而"气"的运行不畅才是这一切毒邪物质产生的基础。中医经典著作中也经常提到这一点。

《黄帝内经》中讲"邪之所凑，其气必虚"，生病一定是体内的"气"不足。同样的，癌肿也是邪毒，之所以能够在体内致病，是因为正气是亏虚的。

而气的运行与五脏六腑都有关系，其中与肝的关系最直接。我们都知道肝主疏泄，气的运行要依靠肝的这一作用。长期生气、郁闷会伤肝，使肝失疏泄，从而导致气郁。而肝在五行中属木，根据生克制化等原则，还能损伤肺、脾、肾、心这四脏。因此，肝气郁结是形成肿瘤的主要原因。

那么怎样判断肝气郁结呢？大家可以通过这些症状自行判断：两胁、胃、腹部胀痛；胸闷，善太息，嗳气；咽部如有异物梗阻；情绪波动时易腹痛、腹泻；女性乳房、小腹胀痛；舌色暗，脉弦。

既然肝气郁结与癌症的发病如此密切相关，我们大家都应该提高警惕，一旦出现肝郁气滞的表现，就要及时干预。这里我教大家一个简便易行的方法，用两味中药制作一款"调气饮"，既有效又非常经济实惠，一天的药材不到一元钱。

这两味中药就是陈皮、玫瑰花。药味虽少，药性却专，能有效地理气健脾，改善气滞症状。

陈皮大家都非常熟悉，由柑橘的皮陈化而成。相传在宋代，范仲淹的母亲体弱多病又不愿意服用汤药，范仲淹为了给母亲调理身体，四处打探方法，最终经得一位名医指点，用陈皮、糯米佐以其他药材制成药酒，母亲饮用后果然身体大好。这种药酒就是后世有名的陈皮酒。其中就取用陈皮健脾的作用。

玫瑰花大家也不陌生，很多女性会用它泡水喝。《御香缥缈录》中则记载慈禧太后经常用玫瑰花搭配药材饮用，来温经通络、美白养颜、延年益寿。

我们取陈皮6克、玫瑰花4克，放入杯中，用90℃的热水冲泡，3分钟后即可饮用。这是一人一天的剂量，可反复冲泡3次。坚持一个月以上，能够明显缓解气滞带来的不适症状。

肝火不能盲目清，可用养肝饮

我们经常说爱发脾气的人"肝火旺"，日常生活中如果出现耳鸣、目赤、头痛等症状，老百姓都说这是"上火了"，然后把这些症状归为"肝火"，喜欢自己买点龙胆泻肝丸、黄连上清片之类清肝火的药物自行治疗。那为什么肝这么容易表现出火热的症状呢？"上火"就一定是肝的问题吗？

中医讲肝为刚脏，喜升发、条达，五脏各有其不同的性格。如果将肝脏比作人，就是"将军"，性格刚烈，不容易屈服。

当肝经有热、发怒、生气以后，肝气就会随着其升发之性上炎至头面，最直观的表现就是面色红赤、血压升高，这也是很多心脑血管病很常见的病因。

肝火上炎的人，通常舌红，舌苔为黄苔；肝阳上亢，扰乱脑窍，就会出现烦躁、眩晕、失眠、多梦；肝火上炎，熏蒸口舌，容易生口疮；肝火上扰，就容易情绪激动、急躁易怒；容易便秘，肝火炽盛导致的便秘通常是干性便秘，大便干燥，甚至呈羊屎状。

另外，肝火过旺还会耗伤血液，最终导致贫血。由于肝火容易上炎表现出一系列的症状，所以老百姓喜欢把"上火"的症状归纳为"肝火"。

确实，肝火是实热证中较为常见的一种，但并不是所有的上火症状都是肝火导致的，这里大家要注意区分。

若心烦、舌尖溃烂、小便赤等，是心火旺的表现；若口臭、牙龈肿痛、消谷善饥等，就是胃火旺导致的；而咽干、咽喉肿痛、咳嗽、咳黄痰，则是肺火旺的表现。

只有正确区分哪一脏有火，再对症用药才能起到好的疗效，大家不能一味归咎于肝火。

不过，肝火炽盛还是非常普遍的现象，所以我们这里就来讲讲肝火的问题。

首先，要强调一下，如果表现出肝火旺盛的症状，一定要明确有无器质性病变。如果是高血压、脑血管疾病等，这种情况要及时就医治疗；如果只是单纯有肝火旺的症状，可以用一些中医的养生方法辅助调理，我推荐大家用养肝饮。

养肝饮的主要成分有枸杞子6粒、白菊花8朵、蜂蜜适量。我们可以将枸杞子和白菊花放入杯中，加入适量开水冲泡，待水温降至60℃左右调入蜂蜜即可饮用。这是一人一天的量，可以每天饮用。

枸杞子能滋补肝肾，肝火上炎的病人通常有一定程度的肝阴亏虚，用枸杞子补肝肾，能滋水降火。

白菊花具有平肝潜阳、引肝火下行的作用，现代药理学研究表明，白菊花中的有效成分有明确的降压作用。这里提醒一下，不要用野菊花，中药里的白菊花和野菊花是两种不同的药，只有白菊花才有平肝作用。

我在这里要讲讲蜂蜜。蜂蜜既是一种食材又是一种药物，具有补养五脏阴血的作用。养肝饮中使用蜂蜜，不单是为了调味，还能滋肝阴、养肝血。但是蜂蜜种类繁多，而且具有寒热属性的不同，所以在选择蜂蜜的时候要注意，肝火上亢的人要选用具有寒凉性质的蜂蜜。

我们常见的蜂蜜中，紫云英蜜、槐花蜜、蒲公英蜜就是寒凉性质的蜂蜜，除了具有蜂蜜本身的补养作用，还能消炎、清热解毒，非常适宜肝火上亢的人使用。

高血压的病人可以长期服用养肝饮来辅助调养，其他肝火上亢的病人服用至症状好转就可以停服。另外，糖尿病的病人就不要加用蜂蜜了，以免血糖升高。

调整肝阴虚用"一贯煎"

　　中医讲，肝脏是刚脏，一方面是因为肝脏这个脏器属于木，喜条达，而恶抑郁；另外，肝脏有问题的时候，临床表现也是比较刚烈的，比如说肝脏不好的人容易脾气大。

　　在中医调整疾病的理念中，常常注重的是阴阳的平衡。肝脏之所以是刚脏，很多时候是因为肝脏中的阴液不足了，在肝脏阴液不足的时候，就会导致阴津不能够滋养肝脏的肝体，阴不能敛阳，阳气就会升举出来，这个时候的临床表现就是脾气暴躁、容易生气、胁肋胀痛、指甲变干、指甲边缘皲裂、眼干眼涩等。

　　有了这些临床表现就能够反映出疾病的病因和病位，这种情况就是肝脏阴液不足了。上述的表现都是肝脏阴虚的表现，其中眼睛和指甲的表现最能够反映肝脏的情况。因为肝脏开窍于目，所以眼干是肝脏阴虚的一种反映。另外，指甲又是"筋之余"，这也是反映肝脏情况的，当肝脏出现阴虚的时候，指甲会变得很薄，同时容易断裂，指甲边缘容易出现皲裂的表现。这些都能够反映出肝脏的阴虚情况。

当出现这种情况的时候，就要考虑进行治疗了。因为如果肝脏阴虚长期不进行调理，就会慢慢出现肝脏阴不敛阳，阳气上浮，而导致肝阳上亢，病人有肝阳上亢的症状，就很容易变生中风（脑卒中）等疾病。所以肝脏阴虚还是要引起重视的，因为疾病的并发症还是很严重的。

中医中药调理身体，最好的方式是遵循经方进行调理，其中针对肝脏阴虚的病人，最好用的经方是"一贯煎"，这个方子不仅能够解决肝脏的阴虚问题，还能将肝脏气郁导致的郁结舒展开来，使得气机调达，阴液充足。

一贯煎中的成分如下：北沙参、麦冬、当归各9克，生地黄18～30克，枸杞子9～18克，川楝子4.5克。这里面沙参、麦冬、地黄都是滋养肝脏阴液的；当归是补血的；枸杞子是养阴精的；川楝子是疏肝理气的，同时又能够防止这些中药过于滋腻，有碍于气机的运行。上述诸药合用，能够起到滋养肝阴的同时疏肝理气的作用，比较适用于肝脏阴液不足的人服用。

上述药物的煎煮方法比较简单，将上述诸药在凉水中浸泡1小时左右，等到药物全部浸透之后，进行煎煮，反复煎煮三遍，将三遍煎煮出来的药汁放在一起，一日三次，饮用即可。

肝阳上亢型高血压的药膳调理

我们经常听到一句话"药补不如食补"，所谓"食补"其实不能与药膳画等号。药膳是用中药加上一些食材，根据不同的寒、热、温、凉的作用搭配在一起，共同起到治疗某些病症效果的食物。既有膳食的香味，又有药物的作用，因此，不能与"食补"等同。

由于药膳是"良药可口"，比较受人欢迎，今天我们就来讲讲高血压病人能食用的药膳。当然，药膳也要结合中医辨证论治的思维来用，才能起到良好的效果。因此，我们首先来了解一下高血压的分型。

中医主要将高血压分为肝阳上亢型、肝肾阴虚型、痰湿中阻型、气滞血瘀型。但是根据我在临床上的经验，绝大多数属于肝阳上亢型。我们今天主要就来讲讲肝阳上亢型的高血压。

肝阳上亢的主要表现有：两目干涩、耳鸣、头晕头涨等。我们眼睛功能的发挥要靠肝肾精血的滋养，只有精血及肝阴不足才会肝阳上亢，所以肝阴不足，眼睛失去润养，就会干涩，肾开窍于耳，肾精不足，耳朵的功能也会受到影响，就产生耳鸣；过于上升的肝阳冲入头部脑窍，搅动气血，导致阴阳失调，就会出现头晕、头涨、失眠。

对于肝阳上亢型的高血压，中医有一个疗效很好的方子，叫天麻钩藤饮。

这个方子中的每一味药都能起到降压的作用。天麻、桑寄生、夜交藤既能滋补肝肾，又能平肝潜阳、降血压；石决明、钩藤能平肝祛头风，对治疗头痛头晕效果非常好；另外，肝阳上亢以后，有的人会表现出火热上冲的症状，用栀子、黄芩能清热降火。

川牛膝、益母草是活血的，中医讲究气血通畅以后才能阴阳平衡协调。我们血压高了以后就容易出现心烦失眠，睡眠不好血压会更不稳定，是恶性循环。用茯神、夜交藤能安神助眠；杜仲能补肾阳、强腰肌，还能降压。

天麻钩藤饮的药物剂量以及加减用法，是根据病人的症状不同灵活调整的，因此，大家日常保健如果希望能应用这个方子的话，我教给大家一道药膳，既有保健作用，又很美味。

这道药膳叫天麻乌鸡汤，主要用来调理肝阳上亢型高血压，用到的材料有：乌鸡1只（约1000克）、天麻10克、桑葚30克、决明子20克、制首乌10克。

乌鸡切成块，凉水下锅汆烫撇去浮沫，再放入清水中，加入葱姜蒜、料酒和药材，大火开锅转小火炖半小时即可。选择乌鸡的时候可以选择老一点的乌鸡，煲出来的汤才会鲜。鸡爪的骨骼比较粗壮的就是比较老的鸡，另外鸡冠越大，鸡肉越老。

乌鸡能补益肝肾、化解瘀滞，我们大家都听过一个著名的调理妇科的药叫乌鸡白凤丸，用到的就是乌鸡；天麻是我们治疗高血压常用的药材，也是有名的"南药"，以贵州出产的天麻最为上乘，具有滋补肝肾、平肝降压、明目、通便的作用。

首乌能滋补肝肾、乌发明目、通便，通过补肝肾来降下上亢的肝阳。我们选用制首乌，生首乌中有一种成分会对肝造成损害，炮制过后能明显降低这种毒性。决明子能通便明目、平肝降压。

为什么我们治疗高血压这么强调通便的作用呢？因为高血压病人如果便秘，排便费力，很可能在用力大便的时候出现脑血管方面的意外。因此，我们是考虑到高血压带来的各种潜在危害，这才配伍出了这道药膳。

女人养好肝，就是在美容养颜

现在很多女士注重美容养颜，都希望自己有一个美丽的脸庞，所以在化妆品上下了不少功夫，花了不少钱。但是，真正的好气色是从内而外的，有一个好的身体，才会有好的气色。所以调理身体才是有好气色的关键。

中医讲究女子以肝为先天，说的就是女子是"以肝为用"的。中医理论认为肝脏是藏血的，也是主疏泄的，肝脏藏血充足，女人的气色就会看起来很好，所谓"面如桃花"就是含血丰富的表现。同时，肝脏藏血丰富的话，女子的月经量也是充足的，不会出现月经量少或者月经延期的情况。

再来说说肝脏的疏泄情况，肝脏要是疏泄好，气机就不会出现郁滞的情况，对于女士来说这一点非常重要。一般情况下，气机郁滞就会出现面部色斑，所以要是一个人气机非常调达，那么面部也不会出现色斑，整个人看起来面色就会非常好。

对于女人来说，把肝脏调理好，才是美容养颜的关键。接下来讲一下该怎么样进行肝脏的调理。

调理肝脏的第一点是控制好自己的脾气，因为肝脏是主疏泄的，生气一次，气机就会逆乱一次，每一次暴怒都会伤肝。同时坏的脾气和肝脏的损害是互为因果的，生气能够导致肝脏损害，肝脏损害之后，也会导致疏泄功能下降，从而出现脾气暴躁。所以控制自己的脾气是养肝的第一步。

控制了脾气之后，就可以进行药物调理了。首先推荐两种花，分别是玫瑰花和玫瑰茄，这两种花都能够疏肝理气，女性朋友可以作为日常调理，也就是作为代茶饮服用，每次三至五朵即可。

代茶饮药效都是比较缓和的，可以针对女性的日常保健，没有疾病时候的保健是可以的；如果有了疾病，肝脏出现了一些症状的时候，单纯的保健就是行不通的，就要靠药物进行治疗。女性比较常用的方子是逍遥散，逍遥散和它的名字一样，服用过后能够给人以轻松舒展之感，适用于女性气机不畅、善太息，同时有肝郁脾虚的症状。

还有另一种逍遥散叫作加味逍遥散，这个是加了什么药物呢？加味二字指的是在逍遥散的基础上加了牡丹皮和栀子，这两味药物都是能够清热的，所以对于肝郁有热的病人，可以选择加味逍遥散。

上述这两种方子在医院都有现成的中成药，其中加味逍遥散还有一种名字叫作丹栀逍遥散或者丹栀逍遥丸，成药服用起来就比较方便了，大家可以根据说明书服用。

第七章
调理脾胃的妙方

和心、肝相比，大家对脾胃的重视度明显要低很多，对脾胃疾病也不怎么在意，认为它们不会出什么大问题。事实当然不是这样，脾胃作为后天之本，它们任劳任怨一点都不娇气，可是如果你不好好养护，让脾胃出了毛病，健康状况绝对每况愈下。所以我们养脾胃的关键词是"补"，得好好补养脾气、胃气。

重视调理脾胃的功能

一提到脾胃病，很多人都认为只是脾胃不舒服，消化差了点而已，又不像癌症、心脑血管疾病那种比较急的病症。其实脾胃病是特别需要我们警惕的疾病。

我经常对病人说，再重的病，只要能吃饭，就不会继续加重；再轻的病，假如不能吃饭了，就会快速加重，甚至威胁生命。

我在临床上治疗过很多肿瘤病人，很大一部分都是放化疗后的，看上去非常萎顿、虚弱，最关键的一点是什么都吃不下，病人得了肿瘤本身精神负担就重，再加上放化疗，直接就没有了胃口，越吃不下东西身体就越虚弱，身体越虚弱就越不能与癌症抗衡，从而形成恶性循环，使病情快速加重。

我在治疗这类病人的时候有一个最基本的法则，叫"先开胃口，后调阴阳"。癌症的治疗根本目的在于提高病人生活质量，延长生存时间。我们给病人开胃口，让他能多吃饭，生活质量就会提高；再调理阴阳，增加免疫力来对抗癌症，就能延长生存时间。

开胃口、多吃饭，为的就是顾护人体的胃气。我们经常讲"人活一口气"，从中医的角度来讲，这口气就是胃气。中医理论中甚至讲"有胃气则生，无胃气则死"，可见胃气十分重要，甚至关乎生死。

抛开肿瘤之类的重症，我们常见的慢性病，像冠心病、高脂血症、高血压等，都与脾胃有密切的关系。

《黄帝内经》讲"五脏者皆禀气于胃"，说明五脏六腑的功能全有赖于胃气的供养，一旦胃气不充足，那么五脏六腑的功能也会受到严重影响。而胃气的产生与脾胃有密切的关系，中医理论中将脾胃作为后天之本，足以证明脾胃的重要性。

因此可以说，五脏六腑的功能正常，其关键在脾胃。

我们现在生活条件好，重视吃喝，经常吃大鱼大肉，就导致体内痰湿较重。痰湿内盛就会困阻脾胃，影响胃口，导致胃气不足，不能濡养心脉，心气虚、血流减缓，加上痰湿之邪黏腻，形成膏脂毒邪堆积于血管壁，冠心病、心肌梗死等疾病就发生了。

所以，治疗现在的慢性心血管疾病，不能一味地活血化瘀，根源在于痰湿，总用活血药，法不对证当然效果不好。一定要用化痰湿的药物，温化痰饮，顾护脾胃，才是根本之法。

　　这里我们就知道了，胃气对人体的生命活动非常重要，顾护脾胃能治疗和缓解多种疾病。所以平时大家一定要规律作息、调节饮食、少食生冷，使脾胃得固，胃气充盛。

脾胃是人体的升降枢纽

人体的升降枢纽在中焦，也就是脾胃，人体的气机升降就是靠脾胃来完成的，所以我们就称脾胃为人体气机升降的枢纽，也就是指的脾胃的升清降浊的功能。假如人体的升降枢纽出了问题，那麻烦可就大了，有时会有生命危险。中医认为，人的生命活动离不开气的运动，而气的运动就叫作气机。它总共有四种表现形式：升、降、出、入。

我们的脾胃就好比是一台升降机，我们吃的食物进入胃里，经过胃的腐熟消化，通过脾胃的共同作用，消化吸收后能够转化为精微物质，这些精微物质经过脾向上传输到肺，再通过肺的宣发作用布散到全身来营养周身，从而完成气机运动中的"升"和"入"。

另一方面，脾胃将消化吸收后剩余的糟粕秽浊之物向下传给大肠，由大肠排出体外，这个过程属于气机中的"降"和"出"的一部分。

我们把水谷精微物质称为"清阳"，将糟粕之物称为"浊阴"，从上面讲的脾胃化生水谷的过程就可以知道，脾胃的主要功能就是将清阳升上去，将浊阴降下来，也就是我们常说的升清降浊。

因此，如果脾胃功能失常，升清降浊的功能无法发挥，那营养物质就无法供应全身，体内的垃圾毒素也没有办法及时排出体外，疾病自然就产生了。

脾胃既然是升降枢纽，又位于中焦，当脾胃出现问题后就上下不通了，因此容易出现上部的阳气和下部的阴气不能交互平衡，从而导致上热下寒。上热和下寒都要调理中焦脾胃，使脾气健运才能从根源改善症状，但上热和下寒的症状表现不一样，因此治法也不同。

下寒主要表现为怕冷、喜湿、腹胀、便溏、腹泻等。有下寒证的病人，主要需要健脾益气，我在给病人开汤药的同时经常教病人做一道养生药膳——四宝羹。它的主要成分是干银耳50克、干山药10克、去心的莲子10克、大枣3枚。先将银耳用清水泡发，再将其他干品和泡发后的银耳一起倒入锅中，加入适量清水小火熬煮2小时，这是一人一天的量。这道四宝羹有健脾益气、化湿和胃的功效，但大便干燥的人不宜服用。

上热的病人主要表现为口干、口苦、口舌生疮、心烦失眠等，通常容易反复发作。这其实是脾胃升降功能失常，不能运化水湿，水湿长期停滞于体内，最后郁而化热形成了湿热邪气导致的。因此，治疗时应当和胃、清热、化湿。我会推荐病人多食用"双豆荷叶粥"。

双豆荷叶粥的主要材料有赤豆30克、绿豆30克、粳米30克、干荷叶15克，这是每人每天的用量。先将干荷叶洗净，加入适量清水煎煮15分钟，滤掉渣留取荷叶水备用，再将剩下的食材洗净放入锅中，倒入荷叶水熬煮1小时，等到米仁和豆子开花即可。需要提醒大家的是，双豆荷叶粥要空腹食用，这样清热化湿的功效更好。

保护好你的后天之本——脾胃

中国的药王孙思邈，一生救人无数，他自己本身很长寿，也提出了很多养生保健长寿的方法。他曾经说过："食不欲杂，杂则或有所犯；有所犯者，或有所伤，或当时虽无灾苦，积久为人作患。"这句话其实是一种养生标语，它的意思是人们不能把各种东西放在一起吃，这个"杂"就是这个意思，一次两次这样乱吃东西不会有什么表现，但是如果毫无节制，一直这样吃的话，对人体就会产生伤害。

上面是孙思邈给我们当代人的警告，但是现代人的生活水平提高了，在夏天可以吃得到冰凉的东西，在冬天也能吃得上很热的火锅，加上人本身就是杂食性的动物，一不小心，就违背了"食不欲杂"的原本意思，所以了解当今时代我们应该怎样保养脾胃就很重要。

首先对于凉的食物，我要来说一说。夏天的时候，雪糕是大家消暑的良品，但是雪糕之类的东西都是大寒之品，脾胃是用自己的阳气来暖它们，所以久而久之，就会出现脾胃虚寒、脾阳虚衰等疾病。

除了雪糕这种能摸得到凉的东西之外，还有一些属性偏于寒凉的东西，这些东西往往是水产品，比如螃蟹、鱼之类。在《红楼梦》中写到这样的一个情节，讲的是贾母每次在吃螃蟹的时候，哪怕螃蟹万般好吃，也只吃两个。在《红楼梦》中，贾母是很会养生的，她的这种有节制的做法，值得我们每一个现代人学习。

容易使人出现消化不良或者出现一些脾胃问题的，还有肉类食品。当然，吃一点肉是有必要的，但是如果每天都吃大量的肉，就会加重消化系统的负担，常常会出现消化不良的症状。

除了上述这些，大家还要注意不要吃太烫的食物，过烫的食物过于刺激食管，长此以往会增加食管癌的发病率；另外，也不要吃太多的烟熏食品，这些都可以致癌。

"病从口入"这些很早就被发现的道理，和我之前提到的孙思邈的话有异曲同工之处。虽然说"民以食为本"，但也不能因为吃毁了自己的健康，我们在往嘴里送食物之前，也得要多考虑考虑脾胃的感受。

脾虚不运化，给你三种方法

在中医里，脾的作用是"主运化"和"主升清"，脾主运化指的是脾胃能将吃进胃里面的饮食化为水谷精微；脾主升清指的是脾还能将水谷精微向四周布散，增强饮食的吸收。

脾的运化作用不仅仅能够运化水谷精微，也能运化水湿、痰浊等代谢副产物，所以脾虚的人有的时候就会表现出痰湿体质，他们常常会感觉到身体困重，嘴里也会感觉到黏腻不爽。

脾的运化功能很重要，如果脾不能运化了，身体内的精微物质不能被吸收，代谢副产物也不能减少，就会出现各种疾病，比如现代人"三高"病很大一部分原因就是脾虚。

脾胃的升清功能也很重要，吃进去的食物如果只是消化了，却不能将这些精微物质布散到身体各个器官脏腑，也不能发挥它们的作用。所以脾胃作为能量的搬运工，将这些营养物质输送到全身，才能保证身体的正常运行。如果脾胃不能升清了，那么人就会无精打采，看起来，皮肤暗黄没有光泽。

针对脾虚，这里给大家推荐一道健脾补气茶，这道茶中主要的几味药物有生黄芪30克、山药30克、黄精30克，这三味药物一起煮水，代茶饮。

这道健脾补气茶适合大多数的人饮用。不过，黄芪吃多了容易上火，如果在喝茶的时候出现上火的症状，那么就将黄芪的用量减少一半，改为15克就可以。

除了代茶饮之外，我们还可以贴敷。贴敷的材料是肉桂、丁香、胡椒、生姜，这几味药物都是厨房常见的调料。将这几味药物准备相同分量，按照等量的比例打碎，用白酒调成糊状，贴敷在神阙穴和涌泉穴部位。神阙穴就是肚脐，涌泉穴位于脚掌中线上三分之一。

除了贴敷，我们还可以按摩内关穴，在腕横纹上2寸的位置。没事的时候可以按摩内关穴，按摩到有酸胀感为度。

上述这几种方法，大多数人都适合。但养生不是一朝一夕的事，大家还是需要坚持才能看到显著效果。

益脾饼，治疗舌体胖大有齿痕

很多人都有舌体胖大的表现，有的人不仅舌体胖大，还有齿痕在舌头的边缘，这就是中医说的胖大齿痕舌。有这样的舌象，说明一个什么问题呢？这样的舌象对应的就是脾胃功能虚弱。

为什么脾胃功能虚弱的人，会舌体胖大有齿痕呢？这是因为脾胃的功能是主运化的，这个运化包括运化水液，也包括运化水谷，运化水液指的是喝进去的水能够代谢出去；运化水谷指的是吃进去的食物能够消化，并且转化成水谷精微让身体的各个部位利用。

脾胃的功能一旦出现了问题，就会出现运化失衡的情况，这个时候就会出现水液不能及时代谢的问题，这就是产生水湿的原因。这样的内在表现，在体表之外的反映就是舌体胖大有齿痕。

明白了舌体胖大有齿痕的主要原因之后，就知道怎么去治疗这个舌体胖大，其实就是针对疾病的病因进行治疗，也就是增强脾胃的功能。

在这里给大家推荐一个小的食疗方子，叫作益脾饼。这个饼的主要原材料就是一些健脾养胃的中药，所以搭配在一起，就能起到健脾养胃的功效。

益脾饼中的药物有白术60克、干姜60克、鸡内金60克、大枣500克。白术的作用是健脾；干姜的作用是温中散寒；鸡内金的作用是帮助消化；大枣的作用是调和诸药，健脾养血。

具体的做法就是将上述的药物，除了大枣之外都打成粉末，将大枣打成枣泥，接下来把枣泥和药粉混合，做成饼干大小的饼，烘焙干燥之后，就可以食用了。一般在空腹的时候吃上3到5个就可以了。

这个益脾饼比较适合舌体胖大有齿痕的人食用，虽然疗效比较缓慢，但是值得尝试，只是需要长期坚持服用才会效果显著。

反胃不要紧，你有代茶饮

说到胃气上逆，大家可能比较陌生，但是说到反胃，大家就不陌生了吧。这里我们来谈的内容，就是反胃。

反胃分为两种情况：一种是寒性的反胃，另一种就是热性的反胃。现在我们要介绍的内容是热性反胃的治疗方法。

介绍热性反胃的治法之前，我们需要先弄明白热性反胃的临床表现，才能知道自己是不是热性的反胃。那么热性的反胃有哪些症状呢？

热性的反胃第一症状当然就是反胃，这种反胃反出来的食物大多有种酸腐的味道，同时你自己也会感觉到很热、口渴，看看自己的面色，也是很红的，小便黄，大便则常常会有便秘。这就是热性反胃的标准症状了。

那么，如果你有这种情况，应该怎么治疗呢？我这里给大家带来了一个小小的代茶饮，叫作甘草栀子花茶。

这个茶里面主要的材料是栀子花。栀子花的药性是寒凉的，清热的作用很好，古人常常用它的清热功效，来除去一些热性病人各种烦的症状，就是我们常常所说的"清热除烦"。栀子花的归经主要是心、肺、胃、三焦经，它归胃经，所以治疗胃热效果是很好的。

那么栀子花自己就能清除胃火，我们还用甘草干什么呢？可不可以不用甘草呢？答案是否定的。我们知道栀子花是大寒之品，在清热的同时还会伤及脾胃，而甘草味甘，可以厚肠胃，能够缓解栀子花带来的不良反应。同时我们用的是生甘草，生甘草也有清热解毒的作用，因此还能配合栀子花一起来清解胃中的火热。另外，甘草是甜的，和栀子花放在一起，还能起到矫正气味的作用。

现在我来告诉大家甘草栀子花茶的做法。甘草10克、栀子花2朵，这是每天的量，大家可以用它来代茶饮，每次冲泡闷5分钟，水喝光了就续水，一天换一次药。

这里栀子花我要说一下，栀子花鲜品和干品都可以。如果是栀子花当令的季节就用鲜品；如果不是，干品也是可以的。

胃气壅滞，可以用这道茶

我们每个人都会有胃胀消化不良的经历，那是一种什么样的临床表现呢？我从中医的角度先给大家归类说一下，大家看看自己是不是也有相同的经历。

第一点叫作心下痞满。首先就是要明白心下的位置在哪里，所谓心下，它的位置就在胸骨最下边，用手去摸能够摸到肋骨向两边分叉的地方。什么叫作痞呢？所谓痞就是不通的意思，说的就是这个人经常感觉到心口窝的地方满闷不舒服，很胀，这种感觉就叫作心下痞满。

第二点叫作心下支结。支结这种感觉要比上面的痞满更加重了，支结是一种什么感觉呢？支结的感觉就是觉得自己的胃里面像是有一个小棍子支在那里，胀得难受，甚至有时候会出现胀得疼痛的症状。

第三点就是疼痛了。这是胃气壅滞最严重的症状，就是长期的胃气壅滞在那里，不通则痛。

　　这几种情况我想大家总会体会过一种两种，那么遇到这种情况，中医有没有什么好的办法呢？这里我推荐给大家一道代茶饮。

　　代茶饮的方子比较简单，只需要芦根30克、公丁香5克、厚朴花5克。但是这个方子制作有讲究的，首先要煮芦根，等到芦根水煮开之后，再加入两种花。这两种花在下锅前可以先用水泡发下。花下到锅里面之后，不要煮太久，等到闻到花的香气大出的时候，就可以了。因为芳香之品的有效成分就是它的挥发油，长时间地煎煮，药效会遭到破坏。这个方子煮好后，一天喝两次，要温着喝，不可以喝凉饮。

　　这个方子的适宜人群很广，胃胀不消化的，或者没有不消化的症状单单只是感觉有点胃胀的，都可以服用，效果都是很好的。

消化不良食积难受，送你三个小方

每到节假日，因为饮食问题生病的人特别多，其中最常见的就是食积。食积的主要表现就是胃胀、胃痛、嗳气、反酸、呃逆、腹胀、便秘或腹泻、矢气臭，舌苔厚腻。虽然食积不是很严重的疾病，但是却让人很不舒服，轻者只是吃不下饭，重者可以出现很严重的呕吐。

食积的主要治疗原理以消为主，通常治疗食积会选择那些能够消散的中药，其中常见的就是山楂、神曲、鸡内金、麦芽等。这些中药一般要炒一下，炒焦或者炒炭之后消食的效果更好。这里我就给大家推荐几款比较常见的消食产品，希望大家食积的时候可以用得上。

第一款产品就是消食茶，需要焦槟榔10克、焦山楂10克，只有这两味药。做法就是开水冲泡20分钟后代茶饮。但是需要注意的是，不能大量饮用，要少量冲水，浓一点，一天饮用一杯就可以了。这道茶有消除积滞，改善胃胀胃满、反酸打嗝儿的功效。这道代茶饮也有需要注意的人群，比如经常反酸的人就不适合饮用。

第二款产品就是保和丸。保和丸是中药方剂里面消食效果很好的一种方子，该方子由山楂、麦芽、神曲、莱菔子、连翘、陈皮组成。其中山楂、麦芽、神曲被称为焦三仙，焦三仙的作用是消导积滞，山楂擅长消化肉食，麦芽擅长消化面食，神曲擅长消化酒食，三种药物合用，能够化一切积滞；莱菔子有化痰的作用，陈皮是理气的药，连翘能够将积滞的食物散开。

服用的方法比较简单，当你感觉到自己吃多了不舒服的时候，吃一丸就可以；对于比较严重的食积，已经达到吐的程度，可以吃两丸保和丸。

有一次在我的门诊，一个女孩是因为反应很剧烈才来医院的，我把了脉，她脾胃的脉很滑，问她吐的原因，她说是吃了很多膨化食品，之后又喝了很多水，结果就吐了。我给她开了保和丸，让她立刻吃两丸。药效很神奇，她用药之后几个小时之内就感觉舒服多了，也没有再吐。

另一款是加味保和丸，加味保和丸是增加了几味理气的药，比如木香、积实、积壳、厚朴，加强了胃肠推动蠕动的作用，所以加味保和丸理气消食的作用更大。更严重的食积，出现气滞的时候，可以选择加味保和丸。

对于更加严重的积食，可以选用焦槟榔和鸡内金搭配使用。焦山楂、麦芽、谷芽、槟榔各10克泡水以代茶饮，焦神曲和鸡内金则是研粉，每次服用3克，一天一次。

这三种方法都是治疗食积的，方子的力量一个比一个强，大家可以根据自己的身体状态来进行选择。

第八章
养肺的妙方

在五行中属金的肺，是秋天要格外注意呵护的脏器。因为秋季干燥，而肺这个非常娇嫩的脏器，最怕火、最怕燥，所以我们养肺的关键词是"润"。如果这个工作没有做好，大家就容易出现咳嗽、胸闷、语音低微等症状，也容易伤春悲秋。尤其是如今环境污染大，空气质量有时候很差，我们更要注意养肺。

肺朝百脉，养生必养肺

现在随着生活水平的提高，越来越多的人注重养生，在这里我提出自己的一个观点，叫作"养生必养肺"。为什么说养生必须养肺呢？这是由肺脏的生理功能决定的。

中医讲，肺脏的生理功能是朝百脉，能助心行血，能通调水道，主司呼吸。这些都是什么意思呢？首先说一下肺朝百脉的功能，这个功能指的是肺脏有能够将心脏泵血输布全身的作用，所以肺朝百脉后面紧跟着的一句话叫"助心行血"，就是指的这个意思。

第二点是肺脏能够通调水道，这个指的是，肺脏能够行水液，正常情况下，上焦的水液是靠肺脏来行的，下焦的水液则是靠肾脏，所以肺脏起了通调水道的作用。

第三点是主司呼吸，这也是肺脏的主要功能，我们的一呼一吸都是靠着肺脏的收缩与舒张来完成的，如果肺主司呼吸的功能没有了，那么人就不会有正常的呼吸，不能维持正常的生命活动。

正是由于有了这样的生理功能才决定了肺脏的重要地位，所以，养生先养护肺脏也就有了相应的理论基础。

若是肺脏功能不佳，就会出现相应的病理表现，最常见的病理表现有三个方面，分别是咳嗽、喘促、咳痰，这三种表现如果长时间出现，就要考虑这个人是不是肺脏出现了问题。

肺脏还是非常容易出现问题的，这是由肺脏的生理特点决定的。肺脏的生理特点是娇嫩，不耐寒热，喜欢清轻之气，这就决定了肺脏不耐过于寒冷或者是过于炎热的气候变化，不耐干燥，也不能耐受肮脏的空气，所以肺脏会经常出现问题。

根据肺脏的生理特点，我们也要用相应的方法进行肺脏保养。在这里推荐几味养护肺脏的药物。

第一味是百合。百合的归经是心、肺二经，所以百合能够补肺养心。百合偏于滋润，所以常常被用来润肺燥，适用于天气干燥的季节养肺阴。百合可以用来煮粥，一般在天气干燥的季节，可以每天拿15克百合泡发，煮粥食用。

第二味药物是玉竹。玉竹擅长补养肺阴，养肺气，还能生津止渴，同时玉竹还有补而不腻的功效，所以玉竹常常被用来补益五脏、滋养气血。玉竹还有抗氧化的功效，所以可以用来调节免疫力，对于免疫力低下的人群是一种不错的选择。玉竹一般是用来代茶饮的，一日15克，反复煮水为佳。

肺失宣降，会引发无汗便秘

很多人认为，肺出问题的话，问题都不会很大，顶多就是咳嗽气喘。所以肺出了小问题的时候，很多人是不会关心的。但现实往往是肺的功能真正出了问题之后，表现不仅仅是咳嗽气喘，往往会变生其他的疾病。今天我要给大家讲的就是肺的主要功能，还有肺功能异常时的主要表现。

肺的功能有很多，包括宣发、肃降、通调水道、主治节，这些功能当中最主要的就是肺的宣发和肃降功能。我们通常把这两个功能合在一起说，叫作肺的宣肃，当这两个功能出问题的时候，就叫作肺失宣降。

当肺的宣肃功能失调的时候，最主要的表现就是咳嗽气喘，但又不仅仅是这些问题，还会有其他的变化。由于肺气不宣，汗孔也会开合不畅，因此会出现无汗等症状。另外，当肺的肃降功能出现了问题，该降的降不下去了，就会出问题，比如说老年人的便秘，很多就是肺的肃降功能变弱导致的。

这里给大家讲几个我出门诊的时候，通过调节肺的宣肃功能来治疗疾病的例子。

先说说无汗吧，上面我说过，当肺的宣发功能出现障碍的时候，就会出现无汗的毛病。在临床上，有一些病人就是不爱出汗，皮肤很干，这种情况我通常就是开一些调节肺的宣发功能的药。如果局部的汗出不畅，我就用调节肺的药加上一些活血化瘀的药，一般都能起到比较好的效果。

还有一个例子，是关于治疗便秘的。在我出诊时，来看病的老年人比较多，许多老年人都有一个共同的问题，那就是便秘。许多医生看到便秘的病人就会给病人开通便的药，就是泻下药，但是效果如何呢？往往不尽如人意，用泻下药之后，病人的便秘症状确实会减轻，但越吃泻下药，越容易便秘，久而久之就形成了习惯性便秘了。

我在门诊，治疗老年便秘的时候，从不开泻下药，我开的药都是调节肺的宣发肃降功能的。当病人肺的宣肃功能得到调节的时候，便秘自然而然就会好了。

这些都是肺的宣肃功能失调导致的疾病，大家可以看到，这些疾病不仅仅局限在咳嗽气喘。所以大家身体出现这些症状的时候，可以通过调理肺来进行治疗。

清肺经风热，用这两味药

能影响到肺的邪气，最为多见的就是风热之邪。风热之邪侵犯肺系，最常见的临床表现就是咳嗽、咳黄痰、口干口渴、发热、舌质红、舌苔黄、脉数，脉数的意思就是脉象跳得比较快。临床上，像气管炎、支气管炎，大部分都是风热犯肺引起的。

肺为什么常常能够受到风热的影响呢？这个要先从肺的生理功能说起。中医讲，肺为华盖。什么是华盖呢？在中国古代，帝王车驾的伞形顶盖就是华盖，它有一种保护的作用。肺为华盖，就是说肺是我们身体中其他脏器的保护伞，当遇到邪气的时候，能够先挡住邪气的就是我们的肺脏。

春天的时候，季节更替，气温变化无常，这个时候，邪气常常会影响到我们的肺气，肺气受邪，就会产生疾病。当风热犯肺，最早期的表现常常是扁桃体炎、咽炎。这些疾病相对来讲还是比较轻的，我们如果能在风邪犯肺早期，邪气还是比较轻的时候将其遏制住，就会阻止变生他病。

有什么中药可以推荐呢？这里有两味比较好的中药推荐给大家，一味是菊花，一味是薄荷。这两种药也比较常见，可以用来代茶饮。用法就是薄荷5克、菊花9克，泡水喝。

菊花这味药是清热的，主要就是清肺经的风热，同时还能清肝经的风热，所以菊花不仅可以治疗咽炎、扁桃体炎，还能明目，治疗目赤肿痛。

但是菊花这味药不适合吃太多，一茶杯的水里，放进去5至6朵就可以了，其原因一个是菊花是寒凉的，吃太多能够伤害到脾胃；另一个就是菊花可以影响到我们的胃气，因为中医里面有这样一句话：诸花皆升，意思就是所有花朵之类的中药，它们的药性是向上升的。而我们的胃气，它是要往下降的，你如果给它用太多的升药，胃气如果向上升，就会出现恶心、呕吐等相关的症状。所以在用药的时候，还是要顺应着经气的运行方向。

薄荷这味药，它的药力比较轻清，所以比较适合治疗肺经的疾病，它的功效就是疏散风热，疏风的效果特别好。食疗的时候，可以做点薄荷粥，提神，治疗伤风鼻塞很有效。

薄荷菊花茶大家可以四季常备，当感觉到自己被风热之邪侵袭，也就是出现咳嗽、鼻塞、咽喉痛、发热等症状的时候，就可以喝一点。但是提醒大家一点，这个薄荷菊花茶，作用还是比较轻的，所以单靠它治病还是不行的，它只是起到一个辅助的作用，大家还需要配合着其他药物进行治疗。

肺气虚寒，试试生姜红糖紫苏饮

日常生活中，有的人再怎么注意防护也会比别人更容易感冒、咳嗽，特别是晚上或者着凉以后咳嗽会加重，咳痰多为清色或白色；有的病人甚至反复哮喘发作，舌头多是淡白或紫暗的，舌苔偏滑腻，面色偏白，眼睛周围颜色较深，畏寒肢冷。

这些症状其实是肺气虚寒导致的。中医里讲寒主收引，寒邪侵袭肺脏，肺气宣发的功能受到影响，气不能宣发就不能够上行营养头面，因此整体面色和舌质呈现淡白色；肺受寒以后肃降功能失调，气息不能下行，逆行从咽喉出来就形成了咳嗽、哮喘；寒邪停留在肺，凝水成痰，就出现白痰。

同时，在气虚、肺寒的病理因素长期作用下，体内阳气严重不足，病人就会觉得比别人容易怕冷；而遭遇外寒以后，身体形成了内外夹寒的情况，更是加重了体内寒气，因此症状会加重。

那么是什么原因导致了肺气虚寒呢？一个普遍的原因就是着装不

注意，很多女孩大冬天穿短裙，"美丽冻人"。还有就是过度食用生冷食物，贪凉，《难经》说"形寒饮冷则伤肺"，四肢受凉，饮食生冷，寒邪就容易侵袭肺脏。另一个则是内在原因，有些人生来就身体羸弱，体质差，抵抗力差。

有这种肺气虚寒体质的人，不是三两服药就能改善的，因为冰冻三尺非一日之寒，要想温暖，需要徐缓。可以教大家一个代茶饮：生姜红糖紫苏饮，主要成分是紫苏叶5克、红糖适量、生姜10克。

红糖有生津、祛寒、养胃的作用；生姜能祛寒祛湿，温暖脾肺，祛除肺部寒邪的作用非常好。这里提醒大家，但凡有哮喘病、支气管炎病的人，通常都有脾胃病，这是互为因果的，用生姜就可以温中、化痰饮。

这里给大家重点介绍一下紫苏，紫苏药性偏温，而且一身都是宝，苏叶、苏子、苏梗药效还各有不同。苏叶宽中理气化瘀，特别适合肺气虚寒伴有脾胃不调的人群，可以同时起到温养胃气的作用；苏梗通阳补肾，如果有腰酸腿软、怕冷、尿多等肾阳虚损的表现，就可以用苏梗泡茶调理；苏子化痰降气作用明显，适合咳嗽，咳白痰、清痰，遇冷发作或加重的肺部疾患病人。我们代茶饮里面用的是紫苏叶，用以祛寒、理肺气。

大家可以将紫苏叶、生姜熬煮后加适量红糖，一日服一次即可，如果胃寒特别明显，甚至出现疼痛，可以将生姜换成高良姜，用来温胃止痛，效果也特别好。

一般坚持服用一个月，症状就会有明显改善。同时，还要注意避免食用生冷饮食，衣着也要足够暖。

阴虚咳嗽，送你一道药膳

我们生活中经常有人容易嗓子干痒、遇到刺激气味就连声呛咳，并且难以停止，仿佛要将整个肺都咳出来似的，喝点水马上就能舒缓一些。这其实就是肺阴虚的症状，肺阴虚人群是现代生活中非常常见的一类。这里就来讲讲肺阴虚的问题。

肺阴虚的原因有很多，总结起来主要有三点：一是遗传因素。父母双方或一方是热性体质，遗传给了孩子，导致孩子生来就比别的孩子容易上火；二是过食辛辣食物。我们现在的饮食习惯多嗜食辛辣刺激，这些燥热之品进入体内就会煎灼津液，导致阴虚；三是生活习惯和工作环境，比如长期待在温度高的地方，或者长期熬夜。这些因素加重了体内的热象，肺火煎灼津液就会形成肺阴虚。

肺阴虚的人最典型的症状就是我们前面说的咳嗽，主要是干咳、呛咳，多呈阵发性；还可以表现出面色红，甚至两颧有红血丝，因为肺主络，肺阴虚火旺，虚火沿着脉络行走，颧骨处皮肤较薄，就容易显现出来；肺阴虚的人一般舌质是红的，舌苔偏黄，这种舌象主要是体内有热的表现；肺阴虚的病人体内虚火将津液烧灼，致使咽喉失去水分，就容易表现为声音嘶哑、口干咽燥的症状；有的人还容易发脾气、口舌生疮。

大家把上述症状与生活中自身情况或者身边的人做对比，就能发现，肺阴虚的问题非常普遍，几乎每个人都会在某个阶段遇到。下面我就来讲讲具体的治疗方法。

对于肺阴虚，我们主要采用"凉润"的方法，在肺气不受损的基础上，将肺火降下来，使得肺气能够正常地宣发和肃降，这样一来症状自然就能缓解。

具体到养阴清肺的药物，我们首选石斛，石斛既能养阴清肺，还能降肺热，同时不会伤害肺气和支气管，甚至可以养胃，是效果非常好的药物；玄参也是滋阴特别好用的药，我在临床上常用玄参来治疗肺阴虚、肺火重的病人；百合、生地、沙参也是我们常用的养阴润肺的药物。我们可以将这些养阴清肺的药物做成茶饮，按照石斛6克、玄参8克、百合6克、沙参8克的剂量来泡水喝。每天一次，坚持一周就能起到润肺清热的效果。

这里再教大家一道药膳，专门针对肺阴虚体质——北沙参水鸭汤。北沙参养阴润肺的作用要强于常用药麦冬、玉竹等，能润肺还能祛痰；水鸭有祛湿养心的功效，与北沙参一起更是相得益彰，可以祛除肺火、肺热，治疗燥咳、支气管炎、头昏脑涨，效果非常好。

那么究竟怎么做这道北沙参水鸭汤才能既无药味，又不失药效呢？下面我们来说说做法。把20克北沙参在水里泡10分钟，再捞出放入布包中备用；先将整只鸭子放入锅中炖煮，煮至鸭肉软烂再放入装了北沙参的布包，再煮半个小时，这样既能起到补益、滋阴降火的作用，又不会有难喝的药味。将炖好的鸭汤撇去浮油，每天喝两碗，坚持服用半个月，就能明显感到咽部润泽舒爽。

不论是代茶饮还是药膳，都是改善症状的妙法。但是要提醒各位，要想从根本上治愈，还需要大家从日常生活中的点滴注意起来，尽量少熬夜，避免辛辣。日常生活中多注意各种细节，才是中医养生保健的要旨所在。

天气差的时候如何宣肺解毒

大家应该都有感触，随着时代的发展，工业水平的提高，环境越来越恶化，现在全国各地随处可以见到雾霾天气，空气质量下降，让呼吸系统疾病的发病率大大提高了，比如常见的呼吸系统疾病咳嗽、哮喘、慢性阻塞性肺疾病等的发病率远高于从前。

这种天气对人体造成的影响可以用中医来解释。空气质量不好的时候，外界环境对身体的影响如同中医所说的湿浊之邪。雾霾积聚，不流动就会成为浊邪，湿浊之邪会损伤肺脏，肺脏损伤之后就会出现咳嗽、气喘、胸闷、咽喉不利等症状。

可是空气质量不好，这也不是我们个人能决定的，还是得每天呼吸，怎么办呢？今天我要讲的是一个在雾霾天可以保护我们肺脏的方剂，名字叫宣肺解毒汤。

宣肺解毒汤的主要成分有四种：土茯苓、桔梗、生甘草、冬瓜，这四味药物能够调理肺气，还能够补足肺气，土茯苓还能去除类似于雾霾这种的湿浊邪气。所以，在天气不好的时候，不妨喝一些宣肺解毒汤来调理我们的肺脏。

这款汤的做法也很简单，先把土茯苓、桔梗、生甘草洗净，加入冬瓜。冬瓜要连皮带肉，连瓤带籽清洗完，切好直接加入，不需要去皮。然后加入水1200毫升，先用大火烧开，开锅后转用小火煮20分钟，然后将汤汁倒出来。每日早晚饮用一次，每次200毫升。

不同的天气状况，大家饮用的量也可以不一样。也就是说，这个用量并不是那么固定，天气状况比较糟的时候，可以在中午多喝一顿。但是这款汤也不是每一个人都能喝的，有一些人，比如说脾胃虚寒的人就不太适合，因为这里面的冬瓜是寒凉之品，脾胃虚寒的人吃过之后容易腹泻。

有了这款靓汤，我们的肺脏就相当于在雾霾天中多了一个保护伞，大家不妨一试。

肺气虚爱悲伤的人，可用参芪煲乳鸽

悲伤是每个人都会有的情绪，但过度的悲伤对身体伤害巨大。中医认为，"悲伤肺"，悲伤的情绪对肺系的影响最大。然而与此同时，肺气虚的人更容易产生悲伤的情绪。例如有肺结核、肺气肿、慢性支气管哮喘等慢性肺系疾患的人，长期的疾病导致肺气不足，就容易产生悲伤情绪。所以肺气虚与悲伤，二者存在一种相互促进的作用。

肺气虚的主要临床表现就是全身气虚的症状，加上肺部特有的症状。全身气虚主要表现有倦怠乏力、精神不振、面色不华、声音低浅、自汗畏风、容易感冒等。

我们说中医的气可以理解为能量，气虚就是能量不足，能量不足就不能很好地维持生理活动，就会倦怠乏力；精神也是靠能量来充养的，气虚不能充养精神，就会精神不振；气虚不能运血上荣头面，就表现出面色不华；说话的声音要靠肺气的推动，气虚无力鼓动声音，故声音低浅；气虚不能固表，机体防御能力下降，故自汗畏风、易感冒。

在此基础上，还可能有咳嗽、气喘、胸闷、气短、不耐较重的体育运动或劳动等表现。

因此，慢性肺系疾患以及多愁善感的"林黛玉式"人群，也可以通过补肺气的方法来调整容易悲伤的毛病。

我这里有一道药膳，尤其适宜肺气虚的病人调理身体，名叫参芪煲乳鸽。主要用到乳鸽1只、生黄芪30克、人参9克、五味子5克。

首先，鸽子的爪尖、翅尖、臀部腥味重，制作前我们要将这三个部分切掉，将鸽子切大块；然后，将鸽子放入冷水锅，加入适量葱、姜、黄酒，烧开至浮沫漂出即可捞出。

之后，将鸽子放入热水中，倒入四茶匙黄酒，再放入人参、黄芪、五味子、姜、葱，小火煲40分钟就可食用。

药膳中这三味中药是药食同源的食物，食用起来比较安全。中医认为，合成人体气的途径主要有两条。首先是我们的消化系统吸收饮食中的营养物质，其次就是呼吸系统吸收的来自自然界的清气。这两种物质相合就构成了气。

人参、黄芪能补脾肺之气，既能调补消化系统，又可以补益呼吸系统；加上具有酸敛之性的五味子，能帮助肺肃降，使人参、黄芪所补之气更好地收入体内而不外泄。

乳鸽的营养价值非常高，民间素有"一鸽顶九鸡"的说法。乳鸽补气的效果特别好，而且性质较平和，食后不易上火，尤其适宜体虚的人食用。

这里提醒一下，如果是自己觉得符合肺气虚的症状，但没有出现严重的肺部疾病，就可以用这样的方法来调理。如果已经出现了严重的疾病，建议大家一定要到医院就医，以免延误病情。

"咳"不容缓，小心肺肾两虚

我在临床上有一位病人，50多岁，男性，年轻的时候就比别人更容易感冒，每次感冒就一定会伴随非常剧烈的咳嗽，这位病人也没有太重视，就自己吃点药，结果在50岁的时候有一次感冒之后，不管怎样吃药，咳嗽的症状都没能减轻。

他一直咳了三个月没有好转，还伴随了喘息症状，上楼梯、弯腰捡东西都会喘得口唇发紫，不能平躺，睡觉也只能半卧位，不然就憋气，生活几乎不能自理，生活质量非常不好。去医院检查以后，被诊断为慢性阻塞性肺病。

后来经过一段时间的中药调理，他的咳嗽喘息得到了很好的控制，目前生活能够自理，病人的痛苦得到了很大程度的缓解。

慢性阻塞性肺病这种疾病，经常是由慢性支气管炎发展而来的。呼吸道的疾病严重到一定程度就会出现喘的症状，喘息症状长期得不到控制会造成缺氧、死亡。我在治疗这种病症的时候，往往是采用肺肾同治的治疗思路。

有人要问了，咳嗽喘息是肺的问题，为什么要治疗肾呢？这要从呼吸系统疾患的病程发展讲起了。

当邪气侵袭，肺为华盖，首当受之，表现为以咳嗽为主的症状。如果咳嗽不愈，疾病进一步发展，肺的宣发肃降功能受到影响，水液不能正常代谢，水湿困脾，就会造成脾的运化失常。"脾为生痰之源"，痰就产生了。

再进一步，病邪从上焦肺蔓延至中焦脾，如果还得不到有效的控制，就会向内牵连下焦肾。肾主纳气，决定了我们的呼吸能够保持一定的深度。当肾的纳气功能受到影响，就会表现出喘息的问题。

这位病人长期反复感冒，"久病必虚"，肺肾之气不足，不能正常地主导呼吸，就会出现喘息咳嗽了，这一阶段我们称为"肺病及肾"，主要有气短、呼多吸少、活动后加重、恶寒、腰膝酸软、汗出肢冷等症状。

一旦出现了这些症状，就一定要引起重视，及时就医，以免延误病情。在这里，我还可以给大家推荐一些辅助的保养小方法。

首先，我要给大家推荐一道枸杞饮，这里用到的是黑枸杞。黑枸杞性平味甘，主要有健脾补肾、养精明目、养血的功效。与红色的枸杞比起来，黑枸杞温补、入肾的作用更好一些，更适宜有慢性肺部疾病的病人使用。

我们每次取8克黑枸杞，放入杯中冲入开水，闷泡10分钟即可饮用，这是每人每天的量，15天为一个疗程。肺肾气虚的病人可以服用一个疗程，停一周再服。

　　我们还要注意一个问题，黑枸杞偏温补，如果出现口干舌燥、手脚心发热、烦躁等阴虚症状，就要暂停服用，待症状缓解后再继续。

　　如果病人在咳嗽、喘息的基础上还有盗汗、潮热、五心烦热、腰膝酸软，这就是肺肾阴虚的表现。我们就不能用温补的黑枸杞调补了，出现这些症状的病人要适当选用滋肺益精的药材。我给大家推荐一味中药，叫黄精。

　　在山东一带，黄精可以炒菜吃，使用起来非常安全，属于药食两用的药材。中医认为黄精能益气、养阴、润肺，我们在日常生活中用黄精来调理肺肾阴虚非常合适。

　　我们可以取黄精15克，泡水代茶饮，每日一次，半月为一个疗程。如果有条件买到鲜黄精的，可以用麦芽糖炒拌黄精食用，每周一次。

第九章
补肾的妙方

提起肾，大家通常都会想到生殖和排泄功能，的确，在中医看来，二者都是由肾决定，但是肾的功能绝不仅限于此。作为先天之本，五脏六腑甚至全身的健康都要靠它濡养。这也跟它的特性相符，肾属水，水能够滋养万物。而我们养肾的关键，是"藏"，因为"肾者主蛰，封藏之本，精之处也"。

不要轻易断定自己肾虚

这几年关于肾虚的话题被炒得很热，如果一种保健品据称可以治疗肾虚，那么很快就会成为抢手货。而广大人民群众也总觉得自己有肾虚，拿腰痛来说吧，但凡有了腰痛的症状，第一个想到的就是肾虚。

面对肾虚，大家最常见的应对方法就是补。但是我要说的是，你真的肾虚吗？肾虚也是要辨个有无真伪的。这里我就给大家讲讲肾虚的真伪辨证。

说起肾虚，大家最常想到的就是腰痛，那我就先从腰痛说起。

很多人认为腰痛就是肾虚了，但是事实并非如此，腰痛不一定是肾虚，肝的经脉出了问题同样可以导致腰痛。这是由经脉的循行所决定的，肝经的经脉在身体的两边行走，所以肝的经脉出了问题，也一样会有腰痛。

但是肾虚的腰痛和肝郁的腰痛还是有很大区别的，二者的疼痛范围不一样。肾虚腰痛主要的疼痛部位在腰部正中间，疼痛的性质是酸痛、空痛、劳累后痛，腰痛的同时伴有耳鸣、健忘、早衰的表现。

肝郁腰痛的特点就与之不同了，肝郁腰痛，腰疼部位比较广泛，疼痛的范围不局限于腰部，可以涉及两肋、前胸后背、两胯、臀部和下肢，这些位置和肝经的循行息息相关，腰痛性质是胀痛、窜痛等。

所以大家在遇到腰痛的问题的时候，不要马上下结论说是肾虚导致的，也有可能是肝郁腰痛。

第二个要谈到的问题就是疲劳，肾虚可以引起疲劳，这个大家都知道，但是肝郁也可以引起疲劳。二者也是需要鉴别的。

肾虚的疲劳是没有明显性别差异的，疲劳的特点是腰膝酸软无力，也会有牙齿脱落的表现，一般在过度疲劳后加重。如果有充足的睡眠或者休息，疲劳程度能够缓解，伴随的其他症状就是有早衰面貌，老态龙钟之感，还有记忆力差、听力差等主要表现。

肝郁的疲劳与之就不太一样，首先肝郁的疲劳以女性居多，因为女性由于性格的原因很容易产生肝郁，一般在精神紧张和情绪低落的时候发生，休息和睡眠不能将其缓解，伴随的症状主要有焦虑不安、烦躁，还伴有两目干涩等。

所以说，疲劳也不是衡量肾虚的标准。

第三个我要谈到的就是尿频，很多人认为尿频是因为肾虚气化无力导致的，其实尿频还可以由于肝失疏泄引起，膀胱的气化功能也离不开肝的疏泄，有情绪问题时肝的疏泄功能就会降低，也会出现小便问题。

肝郁与肾虚导致的尿频可以从下面这些方面区别：

肾虚的尿频与情绪紧张没有关系，一般集中的是夜尿频多，排尿的时候有无力感，劳累之后尿频的症状加重。

肝郁的尿频多与情绪相关，并且是白天尿多，排尿的时候有涩滞不爽的感觉，并且伴随着小腹坠胀感。

上面谈的这三个问题，都是常见的肾虚症状。但是有了这些症状真的是肾虚吗？现在来看真的就不一定了，所以我希望大家不要随随便便判断自己是肾虚，也有可能是肝郁。还是那句话，辨证才是中医的灵魂，大家可别把它看得太简单了。

肾亏亏的到底是什么

大家经常听到肾亏、肾虚这一类的词汇，这里我想给大家明确一下到底肾亏亏的是什么。肾虚其实是说肾中藏的一种重要的物质亏虚，这种物质就是肾精。

首先我们都知道，肾主生殖，一些男科疾病和妇科疾病的发生，就预示着会有肾精亏损的情况。放在男性身上，男科不育就是一种比较明显的肾精亏虚的症状。

这里讲一个比较典型的病例。有一位50岁左右的男性，有一天来找我看病，性功能下降已经有三年多了，近半年甚至已经没有性功能了，还总是乏力。我给他进行了补肾活血的治疗，但是我还推荐他去心内科再看一看。过了一段时间病人反馈说诊断出了冠心病。

后来在心脏专科进行了改善循环和冠脉供血的治疗，以及中医活血通脉治疗以后，男科的症状也有了很大好转。

这个病例提起来挺特别，刚开始以为是男性功能问题，结果却发现是心脏的问题。这并不是个别现象，男科疾病其实是人体健康的风向标。我在临床上经常会遇到这种慢性疾病却以男科病为首要表现症状的。

现代研究表明，40%的男性勃起功能障碍（ED）发生在冠心病之前，约早2～5年；35%～75%的糖尿病男性病人合并有男性勃起功能障碍，甚至12%的糖尿病病人以男性勃起功能障碍为首发症状；40%的男性高血压病人合并男性勃起功能障碍，8%的男性高血压病人以男性勃起功能障碍为首发症状。

这些研究数据也说明，男性病人的男科疾病以及一部分与血液运行相关的慢性病，都与肾精亏虚有关系。所以这里也提醒男同志，身体出现问题一定要重视，别不好意思，要及时就医，谨防出现更大的健康问题。

同样的，女性的妇科疾病，例如月经不调、不孕、习惯性流产、卵巢早衰、更年期综合征等，也与肾精亏虚有密切关系。

那么，还有什么症状的出现预示着肾精已经亏损了呢？

第一个主要症状是夜尿增多、呼吸表浅、胆小怕事、头晕健忘。一部分中年人和大部分老年人容易出现夜尿增多的症状，这是因为肾中的精气不足，我们的肾阳不足以正常地气化，从而导致尿液增多。到了夜晚，自然界阳气不足，难以继济自身的肾阳，夜晚夜尿多就非常明显。

第二个主要症状是呼吸表浅，我们中医讲的肾，有一个很重要的作用就是摄纳，可以把肺吸进去的气体向下容纳，让我们的呼吸变得深沉均匀。

有一位女性病人来找我，她平时特别喜欢唱歌，但是最近觉得唱歌不能"气沉丹田"了，感觉唱歌没劲儿。我看了她的舌头，属于胖大舌，还带有齿痕，是典型的肾气虚的表现，肾的纳气功能受到影响，气息下不去，所以唱歌就唱不好。通过补肾就有了很好的改善。

第三个症状就是胆小，这个大家会觉得很有意思，胆小是人的性格，怎么会和肾有关系呢？中医的五志分别对应五脏，怒、喜、思、悲、恐分别对应肝、心、脾、肺、肾。恐对应肾，恐惧的情绪容易损伤肾。同样地，肾虚以后就容易出现害怕的情绪。

我曾经遇到一位男性病人，坐电梯的时候因为电梯突然卡住了，被困两个小时才被解救出来，还好身体没有出现损伤，但是从此以后听到突然的敲门声或者电话铃声，就会感到害怕，心里会发慌。这其实是惊恐伤肾。

这种急性的惊恐，我们在生活中遇到的很少。还有一种是慢性的惊恐，比如说生活压力大，工作中经常要完成艰巨的任务目标。在这种慢性的压力下生活，人其实是会有长期的恐惧的，这种情况也会导致容易心悸、心慌、胆小怕事。

第四个症状是头晕健忘。肾精不足，不能润养脑髓神经，就会出现失眠、健忘、头晕等清窍失养的症状。这个大家很好理解，我就不多讲了。

通过我上面讲的症状，现在大家应该能比较准确地判断自己是否有肾亏或者肾虚了。

六味地黄丸并非人人适用

说到补肾、治肾虚，很多人第一个想到的药就是六味地黄丸。很多人觉得自己肾虚，就会买六味地黄丸来吃。殊不知，六味地黄丸不是人人适用的。

有一次一个人来找我看病，主要症状是腹胀、吃不下饭。我问他这种情况有多久了，自己觉得有什么原因。病人就开始说了："医生，我老觉得腰酸、腿软、怕冷，别人告诉我可以吃点六味地黄丸补补肾，结果我吃了一个月，就成了现在这样。"

我一看，他的舌苔厚腻，痰湿壅盛，怪不得吃不下饭。这是典型的"药不对症"。

六味地黄丸本身是个好药，是宋代的名医钱乙研制的。他看到很多小孩子发育迟缓，究其原因，归结为肾气亏虚。

于是他查阅古书，根据小孩子"纯阳之体"的特点，将汉代补肾名方"肾气丸"中的两味补肾阳的药物去掉，留下六味纯补肾阴的药物，组成了"六味地黄丸"，记载在其著作《小儿药证直诀》中。

后世将六味地黄丸广泛应用于治疗偏阴虚为主的肾虚证。现在，由于广告宣传，以及其他的一些原因，六味地黄丸能补肾的说法已经深入人心，就导致了不论阴阳胡乱吃的现象。

其实，肾虚主要包括肾阴虚和肾阳虚，六味地黄丸的主要功效是滋补肾阴，主要治疗由肾阴虚引起的病症，对于肾阳虚的病人就不合适了，所以我们很有必要区分一下。肾阴虚和肾阳虚，同样都是肾虚，二者还是有很明显的区别的。

首先，不管是肾阴虚还是肾阳虚，都有肾虚的共同表现，比如腰膝酸软、头晕乏力等。然后在肾虚的基础上，各自有独特的症状。

肾阴虚的病人还会有五心烦热、潮热盗汗、口干舌燥、尿黄便干、舌红少苔等阴虚内热的表现；肾阳虚的病人可能会出现畏寒肢冷、小便清长、面色㿠白、性欲减退、舌淡苔白等阳气虚损的症状。

再形象一点，如果将人体比作一辆汽车，肾阴虚就好比是油箱里的油不够了，导致汽车不能正常行驶；而肾阳虚是动力引擎出了问题，不能燃烧汽油，才使汽车不能行驶。

这位病人腰酸、腿软、怕冷，其实是肾虚偏阳虚为主，好比他的油箱是满的，这时再吃六味地黄丸补肾阴，只会导致油路堵塞，痰湿壅盛，不能运化，不但不能补肾，还损伤了脾胃消化系统的功能，损伤后天之本——脾胃，后天不能补养先天，反而使症状加重。

如果是肾阳虚的病人，想到药店买成药来吃，可以服用温肾壮阳的金匮肾气丸。这里再提醒一下，中成药也有明确的适应证，当出现了病症，除非自我判断非常充分，否则最好还是在医生指导下选用合适的成药。

中年养生，先用枸杞子调肾

人一辈子很长，也很短，大体能分为幼年、童年、少年、青年、中年、老年。幼年、童年和少年时期这里不需要多说，这时段大多都没有承担主要的家庭压力，而且生命力旺盛。

青年时期正是努力干工作的时候，可能有些疾病的隐患也就是这段时期埋下的，但在这一时期通常不发病。中年时期是一个承上启下的阶段，非常关键。

在生活上，中年人是社会、家庭责任的主要承担者，各方面压力都很大；在生理上，身体功能开始走下坡路了，身体素质远不如青年时期，再加上年轻时候拼工作、不良生活习惯等对身体的损害，当遇到这一年龄段特有的健康问题时，就很难迈过去。如果迈不过去，慢性病就找上门来。

所以，中年时期是我们养生保健最关键的时期。

由于工作压力、休息不规律、机体正气不足等原因，中年阶段第一个需要注意的问题就是冠心病等心脏问题；第二个就是脑血管疾病，像高血压、动脉硬化症等。当这两个都出问题，那健康就无从谈起了。

这些问题的出现都与肾有着密切联系。中医讲肾为先天之本，是非常重要的脏器。肾虚的问题在中年阶段是非常普遍的现象，不论男女都有肾虚，只是症状表现有些差别。

如果不能准确判断自己是否有肾虚的情况，还可以教大家一个简单的办法，首先找一面镜子，自然地将舌头伸出；然后观察自己的舌头，如果舌头的整体色偏淡，舌体胖大，上面还能看到齿痕，舌苔比较薄，这就一定是有肾亏的问题了。

肾虚主要分为肾阳亏虚和肾阴亏虚。肾阳就是元阳，是人生命活动的根本，随着年龄增长逐渐损耗，一般到老年阶段更为多见。中年时期的肾亏主要说的是肾阴亏虚。

肾水不足，就难以抗制火，虚火上炎就会表现出面红、心烦、失眠、目赤、耳鸣等上火的症状，但其根本原因还是下焦肾水不足，所以还会表现出腰膝酸软等虚的征象。

我曾经接诊过一位冠心病的病人，中年女性，说已经看过很多中医了，只是症状缓解就是不好；给我看之前的方子，全是活血药。当然，冠心病的主要原因是血瘀，这没问题，但血瘀并不是全部原因，还要兼顾其他因素。

这位病人的舌象就是典型的肾虚舌象，舌苔薄、舌质淡、有齿痕，说明她的冠心病是以肾虚为主要因素的，血瘀因素只占很小一部分；而活血药都是清化作用、通络作用很强的药物，本来就虚，这些药用下去无异虎狼，所以越吃越不舒服。

　　那么我们平时保健养生，想调补肾，应该怎么办呢？既然是肾虚，那么治疗的时候就要补肾，这是很多老百姓都知道的。但是我还要再补充一点，要先调肾，再补肾。我推荐大家多吃香菇，香菇是非常好的调肾食材，里面含有多糖类物质，能提高人体的免疫力，抗疲劳，属于食疗中的调肾食材。

　　大家还可以每天坚持吃点枸杞子。这绝对不是老生常谈，基本上所有肾阴虚的病人来找我看病，我开的方子里都会有枸杞子这味药，不论男女都是非常适宜使用的。我自己每天也会用枸杞子养生。可以用枸杞子12粒，每天嚼服或者泡水喝，贵在坚持。

补肾兼顾脾胃，推荐健脾养胃散

　　随着养生保健知识的普及和大家对身体健康的注重，传统医学中的"肾"越来越被大家重视。有很多人觉得自己肾虚，精力不充沛，因此自行服用很多补肾的药物。结果，肾虚非但没改善，还出现了不思饮食、腹胀等消化道症状。

　　为什么呢？这是由于滋补的药物多为滋腻之品，容易困阻脾胃导致消化不良，最后不但没有达到补肾目的，还发展成脾肾两虚。

　　这就是老百姓常说的"虚不受补"了。这时候就应该加用一些健脾的药物，例如陈皮、厚朴等帮助脾胃运化。

　　另外，肾为先天之本，脾为后天之本，肾也需要脾胃运化以后产生的精微物质的充养，这样肾的先天之本才能更加稳固，所以补肾也要兼顾脾胃。

　　脾虚的常见症状有体倦乏力、不思饮食、面色萎黄、舌质淡红、舌有齿痕、便溏等。如果我们在日常生活中出现了这些症状，一定要先调理脾胃，恢复其正常的吸收运化功能，再进行其他脏器的调补。

要知道磨刀不误砍柴工，如果一味进补而忽视脾胃功能，那就与养生保健的宗旨背道而驰了。

当出现了上述脾虚症状时，我这里也有一个健脾养胃散可以推荐给大家。主要由四味药组成：芡实、白蔻仁、山药、薏苡仁。我们可以按照2：1：2：2的比例打成粉末，每日服用1汤匙，可以直接吞服，或者在煮粥、蒸馒头的时候放入一些。

首先，这四味药都是药食两用的药物，比较安全，可以长期服用；其次，这四味药没有不好的味道，服用起来口感也不错。

芡实味甘、涩，性平，能健脾止泻、补肾益精，是一种脾肾双补的药物，同时具有很好的收敛作用，对于脾肾亏虚导致的腹泻、便溏、白带多、遗精有很好的调补作用。

山药是大家非常熟悉的药物了，主入肺、脾、肾经，作用也比较广泛，能健脾胃、益肺气、补肾精，长期食用能延年益寿。

白蔻仁具有天然的芳香气味，中医认为芳香类药物具有较强的发散作用，能避秽浊、化湿邪。白蔻仁性温、味辛，能芳香燥湿、醒脾开胃，针对恶心、呕吐、不思饮食有很好的改善作用。

薏苡仁也是大家比较熟悉的药材了，既能作为食物熬粥煮饭，也是一味化湿利水的重要药材。

四味药共同发挥健脾补肾、利水渗湿的作用。这里提醒一下，健脾养胃散能健脾利湿，帮助运化，但效果不是立竿见影的，毕竟是药食两用的食材，作用平和，需要长期食用才能看到明显的变化。不过，养生保健本就不是一日之功，一定要坚持，将好的养生习惯融入生活中，才是终极要旨。

一个脾肾双补的妙方

有一个传说，古代有小两口对母亲非常不孝顺，每天都想着怎么让母亲早死，好占有家产。小两口想了个办法，每天只让母亲喝一碗稀粥，母亲日渐消瘦，精神不济。有一位老中医看不下去了，拿出一种白色粉末告诉小两口，在吃饭的时候将这粉末放进粥里，一周就能吃死母亲。小两口听后非常高兴，就在吃饭时让母亲吃这种白色粉末，结果一个月过去了，母亲非但没死，脸上还有了笑意，精力也比之前好了。这个神奇的白色粉末是什么呢？先不要着急，我们先从它的功用说起。

中医看病非常重视一个"进口"和两个"出口"。进口就是指饮食，要口壮，能吃得进去；两个出口是指大便和小便，二便要通畅，这样人体才能安和，就算生病也会很快好转。这"进口""出口"刚好对应了中医里的脾和肾。中医里说的先天之本是肾，后天之本是脾。固本，其实就是固脾和肾。因此，在临床上遇到急症、威胁生命的病症，我都会用到这个白色粉末，因为它能固本。

　　我的经验里，脾肾不固的病人，一旦遇到危重症，很难救过来。就算暂时救过来了，如果后续治疗没有固本，病情也会很快加重，预后也不好。既然固本这么重要，那这味能固本的神秘粉末是什么呢？

　　其实它就是非常常见的山药。山药大家都不陌生，是药食同源的东西，但我还是要强调它的好处和重要性，希望大家不要小看它。

　　中医认为，山药味甘，性平，能够健脾和胃，补肾填精，中药经典著作《神农本草经》将山药列为上品，认为经常服用可以延年益寿。山药既兼顾先天之本，又补益后天之本，这在中药材里面是非常难得的。

　　尤其是我们中老年人通常属于脾肾亏虚，身体经过岁月的损耗，一般处于低平衡的状态，更应该调补脾肾。山药作为平常食物，大家都有自己的吃法心得，我推荐经常食用。这里可以再介绍一道药膳供参考——山药鸭肉汤。

　　我们用飞过水的鸭子1只、鲜山药300克、小茴香1克，加适量清水炖2小时即可。这里选用的是鸭肉，因为鸭肉偏凉润，可以补虚却不上火，加上补益脾肾的山药，更是锦上添花。小茴香用量虽少，在这里却起到四两拨千斤的效果，因为山药虽补，但如果脾胃功能差一些，可能就会消化得不好，引起腹胀等问题，小茴香能够行气消胀，可以增强山药补益的功效。

　　最后我想要纠正大家一个错误的观点，固本虽然是养生防病的根本原则，但固本绝对不是靠神奇的药材或者名贵的补品，而是依靠能够经年累月长期服用来调补身体的寻常之物。

肾虚腰疼，用千古名方"青娥丸"

腰痛是生活中非常常见的症状，发病的年龄跨度大，是让很多人非常苦恼的病症。这里我们来讲讲腰痛的保健治疗。

首先，我们要明确，腰痛的原因主要有两点，除了大家熟知的肾虚以外，肝郁也会引起腰痛。我们这里主要讲肾虚腰痛。

肾虚腰痛常发生在过度劳累者，或者年老体弱的人身上，疼痛多呈空痛、酸痛，可伴有耳鸣头晕、精神萎靡等症状。出现肾虚腰痛就应该补肾养精，使肾气充盛而痛止。这里我给大家推荐一个小方子，名叫"青娥丸"。这是非常著名的一个补肾古方，出自宋代《太平惠民和剂局方》。

关于青娥丸还有一个典故。唐代有一个相国，50岁的时候出任岭南节度使，由于年高体弱，加之岭南气候潮湿，去了以后就出现腰腿疼痛，吃了很多补肾药物均不显效，后来一个船主进献一种药丸，相国服用后腰痛大减，后来持续服用，自觉身轻如壮年。

　　相国回京后，将此方推荐给众人，多人服用后均显奇效，相国还为此方作诗一首："三年持节向南隅，人信方知药力殊。夺得春光来在手，青娥休笑白髭须。"由此，这个方子被后人称赞为"青娥丸"。

　　青娥丸的药物成分虽然非常简单，只有补骨脂、胡桃肉、大蒜、杜仲，但是治疗肾气虚引起的腰腿疼痛效果明显。现代药理学研究表明，青娥丸不但能补益肾气、延缓衰老，还能提高骨密度，对预防和治疗骨质疏松有很好的疗效。

　　方中的胡桃肉就是大家常说的核桃肉，是药食两用的药材，性温味甘，能补肾助阳、养血润燥、强筋健骨，善治一切筋骨疼痛；补骨脂、杜仲均为补益肝肾、壮骨益筋之要药。

　　大蒜味辛性温，能温中行滞、解毒杀虫，有增强温补肾气的作用。另外，现代药理研究表明，大蒜能抑制动脉粥样硬化的形成与发展，有延缓衰老的作用。

　　由于是补肾名方，所以市面上有多个厂家生产的成药青娥丸出售。大家可以直接购买成药，按照说明书服用即可。